防控新冠肺炎疫情相关政策300问

钟晓红　主编

中国财经出版传媒集团
中国财政经济出版社

图书在版编目（CIP）数据

防控新冠肺炎疫情相关政策300问 / 钟晓红主编 .--北京：中国财政经济出版社，2020.6
ISBN 978-7-5095-9833-7

Ⅰ . ①防… Ⅱ . ①钟… Ⅲ . ①日冕形病毒—病毒病—肺炎—疫情管理—政策—中国—问题解答 Ⅳ . ① R181.8-44

中国版本图书馆 CIP 数据核字（2020）第086352号

责任编辑：陈志伟　　　　　　　　责任印制：史大鹏

FangKong XinGuan FeiYan YiQing XiangGuan ZhengCe 300Wen
防控新冠肺炎疫情相关政策300问
中国财政经济出版社 出版
URL：http：//www.cfeph.cn
E-mail：cfeph @cfemg.cn
（版权所有　翻印必究）
社址：北京市海淀区阜成路甲28号　邮政编码：100142
营销中心电话：010-88191537
北京时捷印刷有限公司印刷　各地新华书店经销
710×1000毫米　16开　19.25印张　199 000字
2020年6月第1版　2020年6月北京第1次印刷
定价：68.00元
ISBN 978-7-5095-9833-7
（图书出现印装问题，本社负责调换）
本社质量投诉电话：010-88190744
打击盗版举报热线：010-88191661　QQ：2242791300

编 委 会

主编： 钟晓红

编委： 毕神浩　陈明亮　王　凯　来宇敏　莫剑美　杨　颖　余泽骎　蒋　蕾　朱济舟　陈诗雨　钟叶琪　金　蕾　孙铭婕

前 言

2020年初，一场突如其来的新冠肺炎疫情打乱了人们的生活、学习和工作。为深入贯彻习近平总书记关于新冠肺炎疫情防控工作的一系列重要指示、批示精神，充分发挥法制、税收、财政、金融、劳动保障、物价、市场监管、科技等职能作用，助力打赢疫情防控阻击战，助力企业复产扩能，国家发展改革委、财政部、人社部、工信部、科技部、税务总局、人民银行、外汇管理局、银保监会、市场监管总局、最高法、最高检等部门，自新冠肺炎疫情发生以来，在全力打好疫情防控阻击战的同时，统筹经济社会发展，在短时间内密集出台了一系列防控新冠肺炎疫情的相关政策措施，内容涵盖税收征管、财政管理、金融管理、劳动保障、合同管理、物价管理、市场监管、科技管理和刑事犯罪等九个方面。为确保国家及有关部委出台应对新冠肺炎疫情的系列政策措施落实到位，帮助企业准确掌握和及时适用各项扶持政策，让企业实实在在地享受到相关政策的扶持待遇，实现应享尽享、应享快享，我们特从政策适用的角度对各有关部门出台的新冠肺炎 防控扶持政策措施进行了梳理，从中选取了300个典型问题，通过一问一答的形式，对政策的理解和适用做了详细的解答，以便广大企业以及管理人员参考适用，精准施策。

本书的编写，时间紧、任务重，各位编写人员一直辛勤付出，相关单位和部门给予了大力支持和配合，在此一并表示诚挚的谢意。囿于编写人员的学识和水平，书中难免存在疏漏和不足，敬请广大读者批评指正。

编者

2020年4月

目 录
Contents

第一部分 税收征管案例及政策解答

一、增值税

1. 发生符合支持疫情防控有关免税政策的业务，是否需要办理备案 / 002
2. 直接向承担疫情防治任务的医院捐赠物资用于治疗新冠肺炎的是否可以享受免征增值税优惠 / 003
3. 购买医用物资通过红十字会无偿捐赠用于抗击疫情所取得的捐赠票据是否可以作为无偿捐赠的证明材料 / 003
4. 在疫情期间免征增值税的生活服务具体包括哪些方面 / 004
5. 向疫情隔离点人员无偿提供餐食是否需要缴纳增值税 / 006
6. 疫情期间为减少损失低价销售是否需要调整销售额 / 007
7. 发生符合支持疫情防控有关规定适用免征增值税政策的业务在开具发票时应当注意哪些事项 / 008
8. 适用增值税增量留抵退税的疫情防控重点保障物资生产企业应如何办理留抵退税 / 009

9. 疫情期间，纳税信用等级是否影响企业享受留抵退税政策 / 009

10. 新成立企业可否享受生活服务免征增值税政策 / 010

11. 采购用于职工工作的防护用品能否抵扣进项税额 / 011

12. 疫情防控期间，企业因组织员工包车复工返岗取得的政府补助是否需要缴纳增值税 / 012

13. 企业生产防护用品用于捐赠疫区适用免征增值税规定的对应进项税额是否要转出 / 012

14. 同时适用加计抵减和免增值税政策的顺序处理 / 013

15. 对于增值税小规模纳税人，是否有相应的优惠政策 / 014

16. 发生符合支持疫情防控有关规定适用免征增值税政策的业务对应的免税销售额应当如何申报 / 014

17. 发生符合支持疫情防控有关规定适用免征增值税政策的业务，但是已经按照征税申报的应如何处理 / 015

18. 享有免税优惠的小规模纳税人如何申报 / 016

19. 受疫情影响房屋租金减免带来的增值税问题如何处理 / 017

20. 进口物资捐赠如何退税 / 017

21. 疫情期间导致发票未认证确认应如何处理 / 018

22. 为做好疫情防控工作税务机关在保障发票供应上有哪些举措 / 019

23. 疫情期间发票丢失应如何处理 / 019

24. 进口消毒物品和防护品定向捐赠给湖北省定点是否属于免税范围/ 020

25. 2020 年 2 月份增值税专用发票勾选确认的期限是否延期 / 021

26. 保险公司直接捐赠的团体医疗伤害保险是否享受免征增值税优惠/ 022

27. 取得政府发放的开工补贴是否需要缴纳增值税 / 022

28. 享受疫情防控重点保障物资生产企业留抵退税政策是否需要计算进项构成比例 / 023

29. 重点保障物资生产企业，当月的增量留抵税额是否在次月申报时申请退回 / 024

30. 疫情期间为居民提供物资收派服务取得的收入，是否可以享受增值税优惠 / 024

31. 企业是否可以放弃享受住宿服务免税政策，只享受餐饮服务免税政策 / 025

二、所得税

32. 受疫情冲击影响经营困难导致亏损的企业是否有相关支持政策 / 026

33. 因疫情影响而导致存货变质的，如何在企业所得税税前扣除 / 027

34. 防护用品应按照职工福利费还是劳动保护费列支 / 028

35. 为应对疫情而发生的集体人身意外险能否税前扣除 / 029

36. 为支持疫情防控捐赠现金和一批物资应如何在企业所得税前扣除/ 030

37. 企业购买的防护物资如口罩、防护服、消毒液等如无法取得发票能否在税前扣除 / 030

38. 企业捐赠防控物资享受所得税全额扣除的在第一季度申报企业所得税时是否可以申报享受 / 031

39. 疫情防控重点物资生产企业扩大产能购置设备，是否允许企业所得税税前一次性扣除 / 032

40. 疫情防控重点物资生产企业扩大产能购置设备一次性扣除政策是否受500万元限制 / 033

41. 通过融资租赁方式取得的设备能否享受一次性扣除政策 / 034

42. 疫情期间定点防疫医院发生的研发支出是否享受加计扣除 / 034

43. 公益性组织如何确认 / 035

44. 个人捐赠物资如何申请税前扣除 / 035

45. 通过员工募集捐款并以单位的名义捐赠给红十字会用于应对新冠肺炎疫情的支出能否在个人所得税税前扣除 / 036

46. 个人向疫区的捐赠是否必须在预扣预缴时扣除 / 037

47. 个人向疫区的捐赠应按什么金额在个人所得税税前扣除 / 037

48. 个人公益性捐赠暂未取得票据能否享受全额扣除优惠政策 / 038

49. 向身患新冠肺炎生活困难的员工发放的生活困难补助是否需要代扣代缴个人所得税 / 039

50. 向参加疫情防治工作的防疫工作者发放临时性工作补助是否需要代扣代缴个人所得税 / 039

51. 在疫情期间发放给车间工人的防护用品和药品，是否需要代扣代缴个人所得税 / 040

52. 参加新型冠状病毒疫情防治工作的医务人员和防疫工作者取得的临时性工作补助和奖金，是否可以免征个人所得税 / 041

53. 对省级及省级以上人民政府规定的对参与疫情防控人员的临时性工作补助和奖金，是否征收个人所得税 / 041

三、其他税费

54. 疫情期间哪些企业可以享受阶段性降低用电成本 / 042

55. 在疫情期间，房产税和城镇土地使用税是否有相关优惠政策 / 043

56. 免租期内是否仍需缴纳房产税 / 043

57. 疫情期间是否可以申请减免房产税和城镇土地使用税 / 044

58. 酒店临时被区政府征用，用作临时隔离观察点，是否可以享受减免税政策 / 045

59. 因疫情导致已签订合同但未执行的能否申请退还印花税 / 045

60. 捐赠合同是否需要缴纳印花税 / 046

61. 符合困难减免政策的纳税人如何申请 / 046

62. 发生符合支持疫情防控有关规定适用免征增值税政策的业务，是否相应免征城建税、教育费附加和地方教育附加 / 047

63. 对卫生健康主管部门组织进口的直接用于防控疫情物资是否免征关税 / 047

64. 在抗击疫情期间，纳税人应该如何申请开具出口退（免）税相关证明 / 048

65. 防控疫情期间，未实施出口退（免）税无纸化申报的纳税人应该如何

进行出口退（免）税申报 / 049

66. 无偿捐赠用于新型肺炎疫情防控的物资是否免征消费税 / 049

67. 受疫情影响较大的困难行业企业需提供哪些证明资料 / 050

四、征收管理

68. 受疫情影响，申报纳税期限是否会延长 / 051

69. 申报纳税期延期后，纳税人是否需要在原申报纳税期限之前报送增值税发票数据 / 052

70. 受疫情影响生产经营发生严重困难的企业是否可以申请延期缴纳税款 / 052

71. 疫情期间如何办理出口退税备案 / 053

72. 疫情期间无法及时收汇，能否继续办理退（免）税 / 054

73. 疫情期间如何办理《出口货物退运已补税（未退税）证明》 / 054

74. 税务机关在“非接触式”办税缴费方面有哪些举措 / 055

75. 税务机关对办税缴费服务场所有哪些安全防护措施 / 057

76. 为做好疫情防控工作，税务机关是否会拓展预约办理、容缺办理等措施 / 057

77. 受疫情影响逾期申报或逾期报送相关资料的，是否会受到行政处罚，从而影响纳税信用 / 058

78. 如何认定逾期申报 / 058

79. 受疫情影响较大的困难行业企业如何判定 / 059

80. 纳税人如何网上查询所申请的涉税事项的办理进度 / 059

81. 申请延期申报最长可延期多久 / 060

82. 疫情期间企业房产税减免需要如何办理 / 061

83. 企业符合什么条件可以延期缴纳税款 / 062

84. 《国家税务总局关于充分发挥税收职能作用助力打赢疫情防控阻击战若干措施的通知》中提到的小微企业具体范围是什么 / 062

85. 疫情期间，出口企业是否必须实地核查 / 063

86. 疫情期间，企业的出口退税业务未实地核查，在疫情结束后税务机关和企业应该如何处理 / 064

87. 在疫情防控期间，企业出口业务需要报送的纸质资料暂时未报，疫情防控结束后应该如何补报 / 065

88. 负责出口退税业务税务机关已经发函，但是对方税务机关由于疫情影响暂时无法复函，这笔业务是否需要及时复函 / 066

89. 在新型冠状肺炎病毒疫情防控期间，企业如何申领发票、代开发票 / 067

90. 符合免征增值税、消费税优惠是否需要备案？如何填写申报表 / 068

91. 适用企业所得税延长亏损结转年限政策的企业需要提交什么资料 / 068

92. 疫情防控重点保障物资生产企业享受一次性税前扣除政策如何进行申报 / 069

93. 企业出口业务需要评估，目前企业还未复工，该评估应如何处理 / 070

第二部分

财政管理案例及政策解答

94. 如何保障优惠资金真正用于疫情防控保障，不被骗取、挪用，出现“跑冒滴漏”现象 / 072

95. 疫情期间针对还款困难的小额信贷户是否有优惠措施 / 072

96. 疫情对电影行业冲击巨大，国家是否有相关优惠政策执行 / 073

97. 疫情期间针对经营困难的个体工商户有哪些优惠扶持政策 / 073

98. 疫情防控重点保障企业的具体范围 / 074

99. 疫情防控重点保障企业如何申请 / 075

100. 疫情防控重点保障物资具体包括哪些 / 076

101. 因疫情的影响而采取远程审计的，企业可采取哪些方式提供资料 / 077

102. 由中介机构实施远程审计的，企业应当注意哪些事项 / 077

103. 在远程审计情况下，对于无法完成的审计环节应当如何处理 / 078

104. 承租方在享受免租金政策时，账务上应如何处理 / 079

第三部分

金融管理案例及政策解答

105. 对疫情防控重点保障企业的贷款是否给予财政贴息支持 / 082

106. 对享受人民银行专项再贷款支持的企业，中央财政给予贴息标准和期限是如何规定的 / 082

107. 可享受“人民银行专项再贷款 + 中央财政贴息”政策的范围包括哪些 / 083

108. 疫情防控重点保障企业拟享受人民银行专项再贷款政策，哪些金融机构可以使用人民银行专项再贷款 / 084

109. 专项再贷款如何发放 / 085

110. 专项再贷款发放的资金用途有哪些规定 / 086

111. 挪用优惠信贷资金的后果会如何 / 086

112. 专项再贷款发放后，各部门对贷款后续如何监督 / 087

113. 对疫情防控重点保障企业，享受了“人民银行专项再贷款 + 中央财政贴息”政策，是否还能享受优惠利率的信贷支持 / 088

114. 对已发放的个人创业担保贷款，借款人患新型冠状病毒感染肺炎的，是否可向贷款银行申请展期还款 / 088

115. 在疫情期间，哪些企业可以申请延期还款 / 089

116. 对受疫情影响暂时失去收入来源的人群，个人信贷还款是否可以延后 / 089

117. 对因感染新型冠状肺炎住院治疗或隔离人员、疫情防控需要隔离观察人员和参加疫情防控工作人员，因疫情影响未能及时还款的，如何切实保障公众征信相关权益 / 090

118. 对于在金融租赁公司办理疫情防控相关医疗设备的金融租赁业务，在相关租金和利息上是否有鼓励政策 / 091

119. 金融机构为受疫情影响较大的地区、行业和企业是否提供差异化优惠的金融服务 / 091

120. 对受疫情影响严重地区的融资担保再担保机构，国家融资担保基金是如何收取再担保费的 / 092

121. 对受疫情影响较大领域和地区，金融机构如何提高疫情期间金融服务的效率 / 093

122. 在疫情防控期间，金融机构在开展业务的同时是否对现金收支做好防护措施，是否会存在交叉感染的风险 / 093

123. 向慈善机构或疫区专用账户的转账汇款业务、对疫区的取现业务是否有减免服务手续费的鼓励政策 / 094

124. 上市公司受疫情影响，难以按期披露业绩预告或业绩快报的，是否可向证券交易所申请延期办理 / 094

125. 上市公司受疫情影响，难以在原预约日期披露2019年年报的，可向证券交易所申请延期，延期披露时间是如何规定的 / 095

126. 对疫情严重地区的证券基金期货经营机构，是否可适当放宽相关风控指标监管标准 / 096

127. 上市公司的并购重组行政许可财务资料有效期和重组预案披露后发布召开股东大会通知的时限，是否可以延长 / 096

128. 因受疫情影响，上市公司确实不能按期更新财务资料或发出股东大会通知的，延长时限和申请延期次数的标准是什么 / 097

129. 已取得债券发行许可，因疫情影响未能在许可有效期内完成发行的，是否可向证监会申请延期发行 / 097

130. 在疫情期间，是否可免收上市公司、挂牌公司向证券交易所、全国中小企业股份转让系统缴纳的2020年度上市年费和挂牌年费 / 098

131. 在疫情期间是否可免除期货公司应向期货交易所缴纳的2020年度会费和席位费 / 098

132. 在疫情防控相关物资进口、捐赠等外汇业务办理便利性方面，外汇管理部门有哪些新的措施 / 099

133. 支持企业债券募集资金用于疫情防控相关医疗服务、科研攻关、医药产品制造以及疫情防控基础设施建设等项目，在偿债保障措施完善的情况下，是否可适当放宽该类项目收益覆盖要求 / 100

134. 企业债券募集资金是否允许用于偿还或置换前期因疫情防控工作产生的项目贷款 / 100

135. 债券发行人使用的债券资金是否允许用于补充营运资金 / 101

136. 申请发行新的企业债券是否允许专项用于偿还2020年内即将到期的企业债券本金及利息 / 102

137. 企业债券批复文件在2020年2月至6月期间到期的，相关批文有效期是否会统一自动延长 / 102

138. 对于已经启动债券发行程序的企业，因受疫情影响未能在发行有效期内完成发行的，是否可以申请适当放宽债券发行时限 / 103

139. 在疫情防控期间，如何优化企业债券业务在发行环节管理的最大限度简便 / 103

140. 与疫情相关的外汇捐赠资金，受捐单位是否可直接使用已有的经常项目外汇账户汇入资金，境内机构是否无需开立捐赠外汇账户 / 104

141. 疫情期间，股权转让交易各方如何降低合同风险 / 105

142. 疫情给对赌协议 / 条款履行造成的负面影响，如何应对 / 105

143. 融资方如何主张疫情为业绩承诺无法达成的主要原因 / 106

144. 融资方在疫情发生时如何履行通知义务 / 107

145. 对赌协议的投资方如何降低自身风险 / 108

146. 信托合同的收益核算是否因疫情影响发生变化 / 108

147. 信托合同的受托人是否能以受疫情影响为由，逾期支付信托合同项下的款项 / 109

148. 中基协对受疫情影响的私募基金备案采取了哪些措施 / 110

149. 受疫情影响，私募基金管理人及其管理的私募基金是否可以延期报送各类信息 / 111

第四部分
劳动保障案例及政策解答

一、劳动关系

150. 企业能否以来自疫情严重地区为由拒绝录用人员 / 114

151. 在疫情防控期间，企业是否可以延长工作时间 / 114

152. 疫情防控期间，企业实行特殊工时的批复时效到期，能否顺延 / 115

153. 对不愿复工的职工，是否可以解除劳动合同 / 115

154. 职工因被依法实施隔离措施或因政府依法采取的紧急措施导致不能提供正常劳动的，企业能否解除劳动关系 / 116

155. 受疫情防控影响，企业集体合同到期后无法及时重新签订的，可否顺延集体合同期限 / 116

156. “共享用工”的劳动关系认定 / 117

157. 疫情期间，企业能否单方面延长试用期 / 117

158. 职工不遵守疫情防控制度，是否可解除劳动关系 / 118

159. 疫情期间，员工提出离职如何处理 / 118

160. 疫情期间，企业是否可以裁员 / 118

161. 职工要求单位提供口罩、班车等措施，否则拒绝上班，该如何处理 / 119

162. 员工因疫情防控措施无法复工，如何处理 /119

二、工资薪酬

163. 企业为了安全考虑拒绝部分职工返岗复工该怎么处理 /120

164. 2020年1月31日至2月2日的假期性质如何 /120

165. 2020年2月3日至9日的假期性质如何 /121

166. 2020年1月31日至2月2日期间的工资如何支付 /121

167. 2020年2月3日至9日期间的工资如何支付 /122

168. 居家办公的工资如何支付 /122

169. 对因依法被隔离不能提供正常劳动的，如何支付其工资报酬 /123

170. 疫情期间，如何支付计件工资或计时工资 /123

171. 延迟复工或未返岗期间的工资待遇如何发放 /124

172. 返岗职工因防控措施被隔离是否需要支付工资 /124

173. 2020年1月31日至2月7日期间安排职工工作是否需要支付加班费 /125

174. 2020年2月8日至9日安排职工工作是否需要支付加班费 /125

175. 不定时工作制是否需要支付加班费 /126

176. 在疫情期间可否延期支付职工工资 /126

177. 疫情期间，是否可以调整职工的工资 /127

178. 疫情期间，婚假、产假如何计算 /127

179. 延长假期或延后复工通知之前，已批准的职工休假如何处理 /127

三、社保公积金

180. 阶段性减免企业养老、失业、工伤保险单位缴费和实施企业缓缴住房公积金政策具体包括哪些 /128

181. 阶段性减免三项社会保险费的适用对象如何划分 /129

182. 阶段性减免企业社会保险费政策的执行期限如何 /129

183. 已缴纳了三项社会保险费的是否可以退还 /130

184. 如何办理社保费减免手续可以退还 /131

185. 生产经营出现严重困难的参保单位申请缓缴社会保险费的缓缴期限是如何规定的 /131

186. 阶段性降低失业保险、工伤保险费率的政策到期后是否会继续延续 /131

187. 阶段性减免企业社会保险费期间，是否影响企业养老保险、失业保险关系转续 /132

188. 企业职工是否可以延期办理退休申报 /132

189. 企业是否可以逾期办理社保业务，是否影响个人权益 /133

190. 疫情期间，社会保险相关业务怎么办 /133

191. 中小企业如何划型 /133

192. 疫情期间针对住房公积金有哪些阶段性扶持政策 /134

四、工伤认定

193. 企业员工工作期间感染新冠肺炎是否属于工伤 / 135

194. 居家办公因工作原因受到事故伤害可否认定为工伤 / 136

五、劳动仲裁

195. 因疫情影响无法在时效内申请劳动仲裁如何处理 / 136

196. 因疫情影响无法参加庭审如何处理 / 137

六、劳动培训

197. 组织职工参加线上职业技能培训的，是否可以领取补贴 / 137

198. 失业保险稳岗返还政策主要内容是什么 / 138

199. 失业保险稳岗返还是否有新规定 / 138

第五部分

合同管理案例及政策解答

一、合同综合

200. 新冠肺炎疫情，构成不可抗力还是情势变更 / 140

201. 因疫情合同不能按约全面履行的，如何组织履行不能的证据材料 / 140

202. 一方要求继续履行合同，另一方要求解除合同的，该如何处理 / 141

二、买卖合同

203. 买卖合同因疫情不能按约全面履行的，企业该如何应对 / 142
204. 国际贸易合同履行中，是否一定能将疫情作为不可抗力抗辩事由 / 143
205. 企业取得中国国际贸易促进委员会出具的不可抗力证明后，是否可以成为所有国际贸易合同的违约免责事项 / 143
206. 外贸出口合同因受疫情影响而无法完全按约履行的，国内出口企业该如何应对 / 144
207. 进口合同因疫情影响而无法完全按约履行，国内企业作为进口方该如何应对 / 145
208. 受疫情影响的海上货物运输合同履行是否会受到影响，该如何应对 / 145

三、借款合同

209. 金融机构是否能以疫情对企业经营造成影响为由，要求提前解除金融借款合同，停止或迟延发放贷款、提前收回贷款 / 146
210. 借款人迟延履行还款义务是否需要承担违约责任 / 146
211. 企业无法按时向金融机构还贷，可否延期还贷 / 147
212. 企业无法按时向非金融机构还贷，可否延期还贷 / 148

四、施工合同

213. 新型冠状肺炎疫情能否构成施工工期延误等违约责任的免责事由/ 148

214. 在建设工程施工合同中，因新型冠状肺炎疫情产生的不可抗力相关费用如何承担 / 149

215. 新冠肺炎疫情对主张建设工程价款优先受偿权期间是否适用中止或中断 / 150

216. 已投保建工类保险的是否可以要求保险公司理赔因疫情而产生的损失 / 150

217. 受疫情事件的影响，企业能否解除施工合同 / 151

五、物业服务合同

218. 物业公司是否可以对小区实施封闭性管理 / 152

219. 业主不配合测试体温或体温超标，物业公司能拒绝业主进入小区吗 / 153

220. 物业公司能否禁止“武汉返回人员”外出 / 153

221. 物业公司能否关闭小区内人员聚集的场所 / 154

222. 物业公司是否有权力披露被隔离人员的基本信息 / 155

223. 物业公司能否以防疫新冠病毒为由，向业主收取相关费用 / 155

224. 业主未按期交纳物业费的是否要承担违约金 / 156

225. 业主无法返回，该期间物业费能否按照空置计算 / 156

226. 业主欠缴物业费，物业公司是否可以拒绝提供消毒服务 / 157

227. 商铺承租人或使用人能否以疫情为由主张物业公司必须减免物业费 / 157

228. 业主能否以物业公司对新冠肺炎病毒的防疫措施不到位为由拒绝交纳物业费 / 158

六、租赁合同

229. 房屋租赁合同期间内，出租方要求承租方强制停业的，是否构成对租赁合同的违约 / 158

230. 租赁合同中没有不可抗力条款，合同相对方能否以不可抗力为由主张减免相应责任 / 159

231. 经营性用房是否应当免除疫情期间的全部或者部分租金 / 159

232. 停业期间是否应当支付分成租金、保底租金 / 160

233. 承租方能否以新冠肺炎疫情为由主张迟延缴纳租金 / 160

234. 出租方能否以承租方拒绝或迟延缴纳租金为由主张解除租赁合同 / 161

235. 租赁房屋的交付日届至，合同各方应如何处理 / 162

236. 疫情期间出租方是否有权拒绝承租方进入、使用租赁房屋 / 162

七、房屋买卖合同

237. 房地产企业无法与客户签订《商品房认购合同》是否构成违约 / 163

238. 购房客户延期付款的，是否构成违约 / 163

239. 房地产企业可否主张因新冠肺炎疫情导致房屋延期交付而免责或减轻责任 / 164

240. 出卖方或购房者一方不能及时依约按期签订正式《商品房买卖合同》/《二手房买卖合同》，是否应当承担违约责任 / 165

241. 购房者一方不能及时依约按期办理房屋贷款手续，是否应当承担违约责任 / 165

242. 购房者延迟支付购房款的，是否应当承担违约责任 / 166

第六部分

物价管理案例及政策解答

243. 对进入医疗器械应急审批程序并与新型冠状病毒相关的防控产品，是否可免收医疗器械产品注册费 / 168

244. 对进入药品特别审批程序、治疗和预防新型冠状病毒感染肺炎的药品，是否可免征药品注册费 / 168

245. 航空公司应缴纳的民航发展基金是否可免除 / 169

246. 企业的用气成本是否有优惠政策 / 169

247. 企业的电价成本是否有优惠政策 / 170

248. 降低企业用电成本的政策执行时间至何时 / 170

249. 国内成品油价格是否有下调机制 / 171

250. 在疫情期间，中小企业生产经营所需的用电、用水、用气，是否会存在“欠费不提供”现象 / 171

251. 在疫情期间，是否鼓励国家和省级小型微型企业创业创新示范基地适当减免或延期收取中小企业的租金、物业管理和其他费用 / 172

252. 哪些线上职业技能培训平台对劳动者实行重点课程免费开放 / 172

253. 基础电信企业对在疫情期间参加线上职业技能培训是否予以优惠 / 173

254. 劳动者是否可依据线上培训学时、学分等培训成果，在公共实训基地等线下培训场所优先参加职业技能实训 / 173

第七部分 市场监管案例及政策解答

255. 疫情防控期间，如何进行特种设备生产许可证评审换证 / 176

256. 复工申请已提交未批复的情况下，电梯故障困人等应急救援问题如何应对 / 176

257. 质量认证证书有效期满或需监督审核再认证维持证书等情况，应如何处理 / 177

258. 疫情防控期间市场主体登记注册是否可以采取网络登记注册的方式 / 178

259. 疫情防控期间市场监管部门是否接受新办企业食品生产许可申请以及其他企业食品生产许可变更申请 / 178

260. 复工后产品质量检测技术服务费是否有优惠 / 179
261. 疫情期间哪些行为可以被判定为“哄抬价格” / 179
262. 疫情期间如何处理商标续展等申请程序 / 181
263. 疫情期间人员考试、补考等相关问题如何解决 / 182
264. 疫情期间通过何种途径反映群众诉求 / 182
265. 疫情期间，集中反垄断审查工作该如何操作 / 183
266. 疫情期间哪些行为会被判定为不正当价格行为 / 184
267. 经营者哄抬价格的法律责任有哪些 / 185
268. 疫情期间电梯是否允许适当延长维保周期 / 185
269. 疫情期间如何及时办理生产许可证 / 186
270. 疫情期间商品价格定价受哪些因素影响 / 187
271. 社会公众如何进行价格监督 / 187
272. 疫情期间医疗器械生产企业如何及时进行机构资质认定 / 188
273. 疫情期间出现延期发货等问题导致电商平台信用降分，该如何申诉/ 189
274. 疫情期间强制性产品认证检测工作如何进行 / 189
275. 疫情期间应如何申请参加三保行动 / 190
276. 疫情期间收到市场监督管理局的处罚决定是否可以延期申请行政复议 / 191
277. 零售、餐饮企业在疫情期间如何做好防控措施 / 192
278. 针对野生动物违法交易有哪些监管措施 / 193

第八部分

科技管理案例及政策解答

279. 科技型企业在研项目受疫情影响未及时结题验收，是否会被计入不良信用行为记录 / 196

280. 企业复工进行远程在线办公，可以选择哪些办公通信软件 / 196

281. 疫情期间针对生存艰难的科技型企业，是否有相关减免优惠政策 / 197

282. 疫情期间如何办理海外高新技术型人才来华工作许可事项 / 198

283. 疫情期间通信业针对一线医务工作人员是否有通信方面的减免优惠服务 / 199

284. 高新技术企业在疫情期间是否可以采用网络途径进行高新企业技术资格认定 / 199

285. 疫情期间科技创新券是否有相应的优惠政策 / 200

286. 疫情期间研发与疫情相关的医药产品，如何进行申报 / 201

287. 疫情期间是否会对国家公共服务项目招投标工作放宽招标时限 / 202

第九部分

刑事犯罪案例及政策解答

288. 如何准确适用以危险方法危害公共安全罪和妨害传染病防治罪 / 206

289. 过失造成传染病传播的行为该如何处理 / 207

290. 如何认定“已经确诊的新冠肺炎病人”和“新冠肺炎疑似病人” / 208

291. 如何认定“违反传染病防治法规定”和“卫生防疫机构依照传染病防治法提出的预防、控制措施” / 209

292. 如何认定“引起甲类传染病传播或者有传播严重危险” / 210

293. 以暴力、威胁方法拒绝配合参与疫情防控的村民、物业保安等实施的检测、隔离等行为能否认定为妨害公务罪 / 211

294. 传播涉疫情虚假信息后又自行删除的行为如何处理 / 212

295. 外科医用一次性口罩、酒精能否认定为“医用器材” / 213

296. “国家标准、行业标准”是否只包括强制性标准 / 214

297. “足以严重危害人体健康”如何把握 / 214

298. 哄抬物价类非法经营犯罪要注意哪些方面 / 215

299. 员工使用非法手段占有用于防控新型冠状病毒感染肺炎的款物应如何处置 / 217

300. 员工私下向同事销售高价口罩等疫情防护用品牟取暴利应如何处置 / 218

附　录

关于支持新型冠状病毒感染的肺炎疫情防控有关税收征收管理事项的公告（国家税务总局公告2020年第4号） / 220

关于防控新型冠状病毒感染的肺炎疫情进口物资免税政策的公告（财政部 海关总署 税务总局公告 2020 年第 6 号） / 225

关于支持新型冠状病毒感染的肺炎疫情防控有关税收政策的公告（财政部 税务总局公告 2020 年第 8 号） / 228

关于支持新型冠状病毒感染的肺炎疫情防控有关捐赠税收政策的公告（财政部 税务总局公告 2020 年第 9 号） / 230

关于支持新型冠状病毒感染的肺炎疫情防控有关个人所得税政策的公告（财政部 税务总局公告 2020 年第 10 号） / 231

关于支持个体工商户复工复业等税收征收管理事项的公告（国家税务总局公告 2020 年第 5 号） / 232

关于支持个体工商户复工复业增值税政策的公告（财政部 税务总局公告 2020 年第 13 号） / 236

关于充分发挥税收职能作用助力打赢疫情防控阻击战若干措施的通知（税总发〔2020〕14 号） / 237

关于优化纳税缴费服务配合做好新型冠状病毒感染肺炎疫情防控工作的通知（税总函〔2020〕19 号） / 242

关于进一步延长 2020 年 2 月份纳税申报期限有关事项的通知（税总函〔2020〕27 号） / 244

关于贯彻落实阶段性减免企业社会保险费政策的通知（税总函〔2020〕33 号） / 245

关于新型冠状病毒感染的肺炎疫情防控期间免征部分行政事业性收费和政府性基金的公告（财政部 国家发展改革委公告 2020 年第 11 号） / 248

关于公布疫情防控重点保障物资（医疗应急）清单 /249

关于支持金融强化服务 做好新型冠状病毒感染肺炎疫情防控工作的通知（财金〔2020〕3号） /251

关于打赢疫情防控阻击战强化疫情防控重点保障企业资金支持的紧急通知（财金〔2020〕5号） /255

关于阶段性减免企业社会保险费的通知（人社部发〔2020〕11号） /261

关于阶段性减征职工基本医疗保险费的指导意见（医保发〔2020〕6号） /263

关于妥善应对新冠肺炎疫情实施住房公积金阶段性支持政策的通知（建金〔2020〕23号） /265

关于疫情防控期间采取支持性两部制电价政策降低企业用电成本的通知（发改办价格〔2020〕110号） /267

关于阶段性降低非居民用气成本支持企业复工复产的通知（发改价格〔2020〕257号） /268

关于阶段性降低企业用电成本支持企业复工复产的通知（发改价格〔2020〕258号） /270

关于延长小规模纳税人减免增值税政策执行期限的公告（财政部 税务总局公告2020年第24号） /272

关于支持疫情防控保供等税费政策实施期限的公告（财政部 税务总局公告2020年第28号） /273

后记 /274

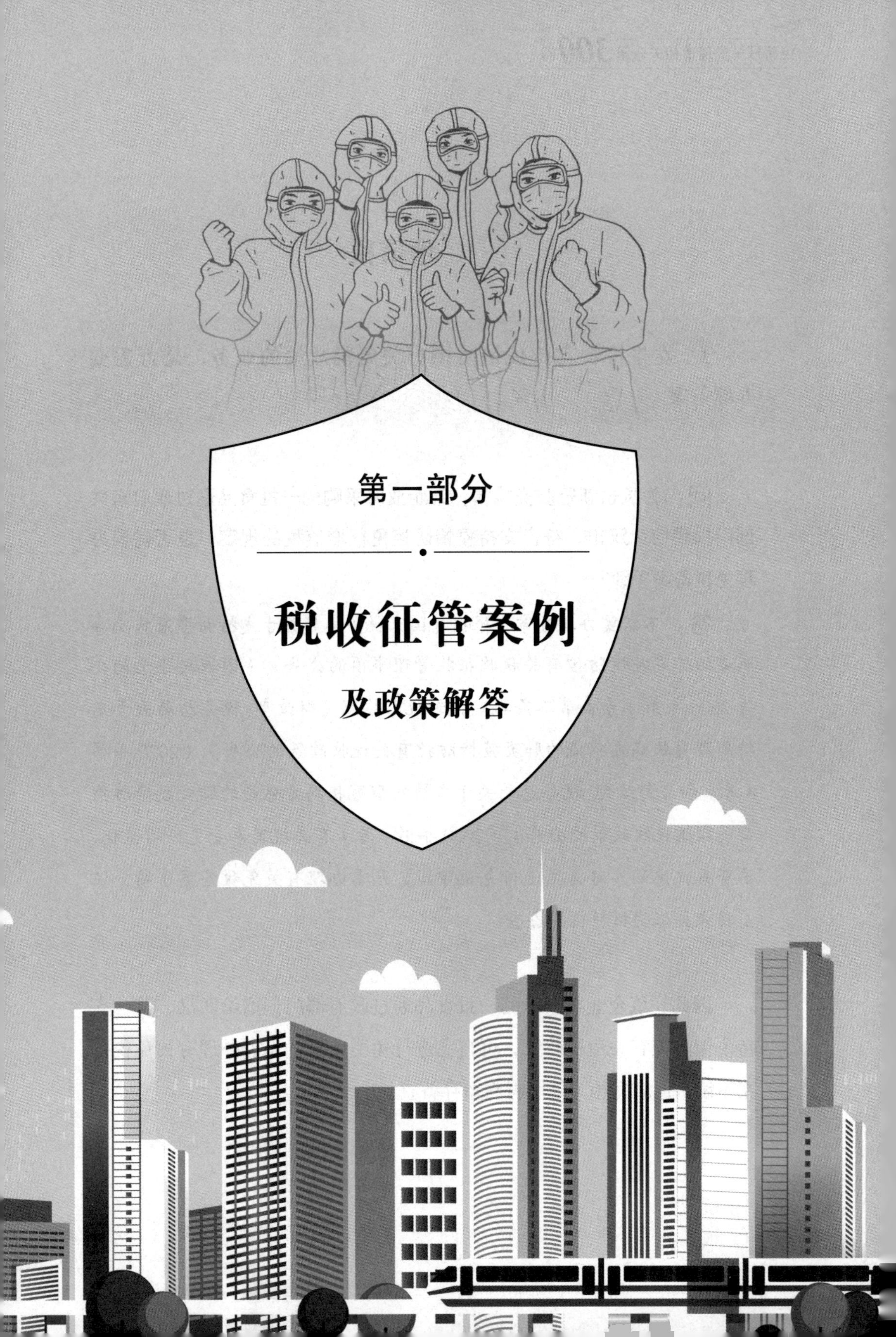
第一部分
税收征管案例
及政策解答

一、增值税

1. 发生符合支持疫情防控有关免税政策的业务，是否需要办理备案

问：为抗击新冠肺炎疫情，某企业将采购的一批食品通过政府有关部门捐赠给武汉市，符合支持疫情防控免征增值税的规定，是否需要办理免税备案手续?

答：不需要办理备案。根据《国家税务总局关于支持新型冠状病毒感染的肺炎疫情防控有关税收征收管理事项的公告》（国家税务总局公告2020年第4号）第二条规定，纳税人按照《财政部 税务总局关于支持新型冠状病毒感染的肺炎疫情防控有关税收政策的公告》（2020年第8号）和《财政部 税务总局关于支持新型冠状病毒感染的肺炎疫情防控有关捐赠税收政策的公告》（2020年第9号）有关规定享受免征增值税、消费税优惠的，可自主进行免税申报，无需办理有关免税备案手续，但应将相关证明材料留存备查。

因此，该企业将采购的一批食品通过政府部门捐赠给武汉，符合支持疫情防控有关免税政策，可自主进行免税申报，无需办理有关免税备案手续，但应将相关证明材料留存备查。

2. 直接向承担疫情防治任务的医院捐赠物资用于治疗新冠肺炎的是否可以享受免征增值税优惠

问：某企业将采购的一批医用物资直接捐赠给武汉协和医院用于治疗新冠肺炎，该情形是否可以享受免征增值税优惠?

答：可以享受。根据《财政部　税务总局关于支持新型冠状病毒感染的肺炎疫情防控有关捐赠税收政策的公告》（财政部　税务总局公告2020年第9号）第三条规定，单位和个体工商户将自产、委托加工或购买的货物，通过公益性社会组织和县级以上人民政府及其部门等国家机关，或者直接向承担疫情防治任务的医院，无偿捐赠用于应对新型冠状病毒感染的肺炎疫情的，免征增值税、消费税、城市维护建设税、教育费附加、地方教育附加。

因此，该企业将采购的一批医用物资直接捐赠给承担疫情防治任务的武汉协和医院用于治疗新冠肺炎，可享受免征增值税优惠。

3. 购买医用物资通过红十字会无偿捐赠用于抗击疫情所取得的捐赠票据是否可以作为无偿捐赠的证明材料

问：某企业购买了一批医用物资，通过红十字会无偿捐赠给疫区用于抗击疫情，红十字会开具了一张公益性捐赠票据，取得的捐赠票据是否可以作为无偿捐赠的证明材料?

答：可以。根据《国家税务总局关于支持新型冠状病毒感染的肺炎疫情防控有关税收征收管理事项的公告》（国家税务总局公告2020年第4号）第二条规定，纳税人按照《财政部 税务总局关于支持新型冠状病毒感染的肺炎疫情防控有关税收政策的公告》（2020年第8号）和《财政部 税务总局关于支持新型冠状病毒感染的肺炎疫情防控有关捐赠税收政策的公告》（2020年第9号）有关规定享受免征增值税、消费税优惠的，可自主进行免税申报，无需办理有关免税备案手续，但应将相关证明材料留存备查。

因此，该企业取得的由红十字会开具的公益性捐赠票据能够证明其无偿捐赠行为，可以作为无偿捐赠的证明材料。

4. 在疫情期间免征增值税的生活服务具体包括哪些方面

问：某公司下属企业提供餐饮住宿服务，关注到近期国家出台了对生活服务收入免征增值税的优惠政策，生活服务具体包括哪些方面？

答：根据《财政部　税务总局关于支持新型冠状病毒感染的肺炎疫情防控有关税收政策的公告》（财政部　税务总局公告2020年第8号）第五条规定，对纳税人提供公共交通运输服务、生活服务，以及为居民提供必需生活物资快递收派服务取得的收入，免征增值税。生活服务、快递收派服务的具体范围，按照《销售服务、无形资产、不动产注释》（财税〔2016〕36号印发）执行。根据财税〔2016〕36

号文附件，生活服务，是指为满足城乡居民日常生活需求提供的各类服务活动。包括文化体育服务、教育医疗服务、旅游娱乐服务、餐饮住宿服务、居民日常服务和其他生活服务。

（1）文化体育服务，包括文化服务和体育服务。

文化服务，是指为满足社会公众文化生活需求提供的各种服务。包括文艺创作、文艺表演、文化比赛，图书馆的图书和资料借阅，档案馆的档案管理，文物及非物质遗产保护，组织举办宗教活动、科技活动、文化活动，提供游览场所。

体育服务，是指组织举办体育比赛、体育表演、体育活动，以及提供体育训练、体育指导、体育管理的业务活动。

（2）教育医疗服务，包括教育服务和医疗服务。

教育服务，是指提供学历教育服务、非学历教育服务、教育辅助服务的业务活动。

医疗服务，是指提供医学检查、诊断、治疗、康复、预防、保健、接生、计划生育、防疫服务等方面的服务以及与这些服务有关的提供药品、医用材料器具、救护车、病房住宿和伙食的业务。

（3）旅游娱乐服务，包括旅游服务和娱乐服务。

旅游服务，是指根据旅游者的要求，组织安排交通、游览、住宿、餐饮、购物、文娱、商务等服务的业务活动。

娱乐服务，是指为娱乐活动同时提供场所和服务的业务。具体包括歌厅、舞厅、夜总会、酒吧、台球、高尔夫球、保龄球、游艺（包括射击、狩猎、跑马、游戏机、蹦极、卡丁车、热气球、动力伞、射箭、飞镖）。

（4）餐饮住宿服务，包括餐饮服务和住宿服务。

餐饮服务，是指通过同时提供饮食和饮食场所的方式为消费者提供饮食消费服务的业务活动。

住宿服务，是指提供住宿场所及配套服务等的活动。包括宾馆、旅馆、旅社、度假村和其他经营性住宿场所提供的住宿服务。

（5）居民日常服务，是指主要为满足居民个人及其家庭日常生活需求提供的服务，包括市容市政管理、家政、婚庆、养老、殡葬、照料和护理、救助救济、美容美发、按摩、桑拿、氧吧、足疗、沐浴、洗染、摄影扩印等服务。

（6）其他生活服务，是指除文化体育服务、教育医疗服务、旅游娱乐服务、餐饮住宿服务和居民日常服务之外的生活服务。

5. 向疫情隔离点人员无偿提供餐食是否需要缴纳增值税

问：某企业属于一般纳税人，2020 年春节前购进了一批食材，突然遭遇疫情，企业自发组织人员制作餐食，无偿供应给了集中隔离点的工作人员和隔离人员食用，这部分免费提供的餐食是否需要视同销售缴纳增值税？

答：不需要。根据《营业税改征增值税试点实施办法》（财税〔2016〕36号附件1）规定，纳税人向其他单位或者个人无偿提供用于公益事业或者以社会公众为对象的服务，不视同销售服务，不征收增值税。

因此，该企业向防疫一线工作人员和隔离人员无偿提供餐食，属于无偿提供餐饮服务用于公益事业或者以社会公众为对象，不视同销售，无须缴纳增值税，该服务对应的进项税额仍可以抵扣。

6. 疫情期间为减少损失低价销售是否需要调整销售额

问：某公司是餐饮企业，春节前准备了食材，供预订的酒席使用，受疫情影响消费者退订酒席，企业停业，为了防止食材变质，企业现将部分食材以低于购入价销售给附近居民，申报纳税时是否需要调高销售收入？

答：无需调高销售收入。根据《中华人民共和国增值税暂行条例》（中华人民共和国国务院令第691号）第七条规定，纳税人发生应税销售行为的价格明显偏低并无正当理由的，由主管税务机关核定其销售额。而受新冠肺炎疫情影响，企业为减少损失以较低的价格销售产品的行为不属于现行政策所规定的“价格明显偏低或者偏高且不具有合理商业目的”情形。

因此，该企业以低于购入价格销售给附近居民，可按照实际销售金额计算缴纳增值税。

7. 发生符合支持疫情防控有关规定适用免征增值税政策的业务在开具发票时应当注意哪些事项

问：某企业按照《财政部　税务总局关于支持新型冠状病毒感染的肺炎疫情防控有关税收政策的公告》（财政部　税务总局公告 2020 年第 8 号）规定，可以享受免征增值税优惠，应当如何开具发票?

答：应当开具税率栏次填写“免税”字样的增值税普通发票。根据《国家税务总局关于支持新型冠状病毒感染的肺炎疫情防控有关税收征收管理事项的公告》（国家税务总局公告 2020 年第 4 号）第三条规定，纳税人按照《财政部 税务总局关于支持新型冠状病毒感染的肺炎疫情防控有关税收政策的公告》（2020 年第 8 号）和《财政部 税务总局关于支持新型冠状病毒感染的肺炎疫情防控有关捐赠税收政策的公告》（2020 年第 9 号）有关规定适用免征增值税政策的，不得开具增值税专用发票；已开具增值税专用发票的，应当开具对应红字发票或者作废原发票，再按规定适用免征增值税政策并开具普通发票。纳税人在疫情防控期间已经开具增值税专用发票，按照本公告规定应当开具对应红字发票而未及时开具的，可以先适用免征增值税政策，对应红字发票应当于相关免征增值税政策执行到期后 1 个月内完成开具。

8. 适用增值税增量留抵退税的疫情防控重点保障物资生产企业应如何办理留抵退税

问：某公司是国家发展改革委确定的疫情防控重点保障物资生产企业，应当如何申请留抵退税?

答：按月向主管税务机关申请全额退还增值税增量留抵税额。根据财政部　税务总局公告2020年第8号文件第二条规定，疫情防控重点保障物资生产企业可以按月向主管税务机关申请全额退还增值税增量留抵税额。国家税务总局公告2020年第4号文件第一条规定，疫情防控重点保障物资生产企业按照2020年第8号第二条规定，适用增值税增量留抵退税政策的，应当在增值税纳税申报期内，完成本期增值税纳税申报后，向主管税务机关申请退还增量留抵税额。

因此，该企业可以在2月份纳税申报期内，先完成2020年1月所属期的增值税纳税申报，然后按照财政部　税务总局公告2020年第8号的规定向主管税务机关申请增量留抵退税。

9. 疫情期间，纳税信用等级是否影响企业享受留抵退税政策

问：某公司下属企业是国家发展改革委确定的疫情防控重点保障物资生产企业，该企业纳税信用评级为C级，是否影响其享受留抵退税政策?

答：不影响。根据财政部　税务总局公告2020年第8号公告第二条规定，疫情防控重点保障物资生产企业可以按月向主管税务机关申请全额退还增值税增量留抵税额。疫情防控重点保障物资生产企业名单，由省级及以上发展改革部门、工业和信息化部门确定。该项政策自2020年1月1日起实施，截止日期视疫情情况另行公告。该政策并未对企业的纳税信用级别做出要求。根据《财政部　税务总局关于支持疫情防控保供等税费政策实施期限的公告》（财政部　税务总局公告2020年第28号）对《财政部　税务总局关于支持新型冠状病毒感染的肺炎疫情防控有关税收政策的公告》（财政部　税务总局公告2020年第8号）规定的税收优惠政策实施期限延长到2020年12月31日。

因此，该企业作为国家发改委确定的疫情防控重点保障物资生产企业，无需考虑纳税信用级别，可以按照财政部　税务总局公告2020年第8号的规定，自2020年2月及以后纳税申报期向主管税务机关提交留抵退税申请，税务机关将按规定办理增值税留抵退税业务。

10. 新成立企业可否享受生活服务免征增值税政策

问：某公司在2020年3月成立，属于财政部　税务总局公告2020年第8号规定中的生活服务类企业，能享受生活服务免征增值税政策吗?

答：可以。根据《财政部　税务总局关于支持新型冠状病毒感染的肺炎疫情防控有关税收政策的公告》（财政部　税务总局公告2020年第8号）第五条规定，对纳税人提供生活服务取得的收入免征增值税。生活服务的具体范围，按照《销售服务、无形资产、不动产注释》（财税

〔2016〕36号印发）执行。该项政策自2020年1月1日起实施，截止日期视疫情情况另行公告。该政策未对纳税人的成立时间做出任何限制。根据《财政部　税务总局 关于支持疫情防控保供等税费政策实施期限的公告》（财政部　税务总局公告2020年第28号）对《财政部　税务总局关于支持新型冠状病毒感染的肺炎疫情防控有关税收政策的公告》（财政部　税务总局公告2020年第8号）规定的税收优惠政策实施期限延长到2020年12月31日。

因此，该公司作为新成立的生活服务企业，提供生活服务取得的收入，均可在上述8号公告执行期限内享受免征增值税优惠。

11. 采购用于职工工作的防护用品能否抵扣进项税额

问：某企业在疫情发生后购买了一批消毒用品、口罩用于职工工作中的防护，其进项税额能否抵扣?

答：可以抵扣。根据《中华人民共和国增值税暂行条例》（中华人民共和国国务院令第691号）第十条规定，下列项目的进项税额不得从销项税额中抵扣:（一）用于简易计税方法计税项目、免征增值税项目、集体福利或者个人消费的购进货物、劳务、服务、无形资产和不动产。由于购买的消毒用品、口罩等，用于了生产经营过程中，不属于现行政策规定的“用于集体福利或者个人消费的购进货物”的情形。

因此，由于购买的消毒用品、口罩等，用于了生产经营过程中，不属于现行政策规定的“用于集体福利或者个人消费的购进货物”的情形，只要取得增值税合法扣税凭证的，相应的增值税进项税额就可以抵扣。

12. 疫情防控期间，企业因组织员工包车复工返岗取得的政府补助是否需要缴纳增值税

问：疫情防控期间，某企业因组织人员复工返岗向市汽运公司包车，政府给予50%的运费补助，是否要缴纳增值税?

答：不需要。根据《国家税务总局关于取消增值税扣税凭证认证确认期限等增值税征管问题的公告》（国家税务总局公告2019年第45号）第七条规定，纳税人取得的财政补贴收入，与其销售货物、劳务、服务、无形资产、不动产的收入或者数量直接挂钩的，应按规定计算缴纳增值税。纳税人取得的其他情形的财政补贴收入，不属于增值税应税收入，不征收增值税。根据《财政部　税务总局 关于支持疫情防控保供等税费政策实施期限的公告》（财政部　税务总局公告2020年第28号）对《财政部　税务总局关于支持新型冠状病毒感染的肺炎疫情防控有关税收政策的公告》（财政部　税务总局公告2020年第8号）规定的税收优惠政策实施期限延长到2020年12月31日。

因此，该企业取得的复工返岗财政补贴不与销售货物的收入或者数量直接挂钩，不属于增值税应税收入，不征收增值税。

13. 企业生产防护用品用于捐赠疫区适用免征增值税规定的对应进项税额是否要转出

问：某公司下属企业将生产的一批防护用品用于捐赠疫区，适用免征增值税规定，其对应的进项税额是否要转出?

答：应当转出。根据《中华人民共和国增值税暂行条例》（中华人民共和国国务院令第691号）第十条规定，下列项目的进项税额不得从销项税额中抵扣：（一）用于简易计税方法计税项目、免征增值税项目、集体福利或者个人消费的购进货物、劳务、服务、无形资产和不动产。

因此，该公司应单独核算该批防护用品对应的进项税额并予以转出，如果无法划分不得抵扣的进项税额的，按下列公式计算不得抵扣的进项税额：不得抵扣的进项税额＝当期无法划分的全部进项税额×（当期简易计税方法计税项目销售额＋免征增值税项目销售额）÷当期全部销售额。

14. 同时适用加计抵减和免增值税政策的顺序处理

问：某公司2020年适用于生活服务业增值税加计抵减政策，同时又符合财政部　税务总局公告2020年第8号规定的免征增值税政策，该如何确定两项政策的适用顺序？

答：先适用免税政策，后适用加计递减政策。根据《财政部　税务总局海关总署关于深化增值税改革有关政策的公告》（财政部　税务总局海关总署公告2019年第39号）的规定，加计抵减政策中的可计算加计抵减的进项税额，必须是当期可以抵扣的进项税额，由于免税导致进项税不得抵扣的部分不能作为计算加计抵减额的依据。

因此，应先计算当期免税和进项税额不得抵扣的金额后，后续才能准确计算加计抵减额。

15. 对于增值税小规模纳税人，是否有相应的优惠政策

问：甲为个体工商户，属于小规模纳税人，是否有相应的增值税税收优惠政策？注意事项是什么？

答：有。根据《财政部 税务总局关于支持个体工商户复工复业增值税政策的公告》（财政部 税务总局公告2020年第13号）规定，自2020年3月1日至5月31日，对湖北省增值税小规模纳税人，适用3%征收率的应税销售收入，免征增值税；适用3%预征率的预缴增值税项目，暂停预缴增值税。除湖北省外，其他省、自治区、直辖市的增值税小规模纳税人，适用3%征收率的应税销售收入，减按1%征收率征收增值税；适用3%预征率的预缴增值税项目，减按1%预征率预缴增值税。另根据《财政部 关于延长小规模纳税人减免增值税政策执行期限的公告》（税务总局公告2020年第24号）对《财政部 税务总局关于支持个体工商户复工复业增值税政策的公告》（财政部 税务总局公告2020年第13号）规定的税收优惠政策实施期限延长到2020年12月31日。需要注意的是，按季度申报的小规模纳税人，申报及计算缴纳增值税时，计算1季度增值税时，1、2月为一个阶段，3月为另一个阶段。

16. 发生符合支持疫情防控有关规定适用免征增值税政策的业务对应的免税销售额应当如何申报

问：根据支持疫情防控有关规定，某企业部分业务属于适用免征增值税政策的服务，在办理2020年1月属期增值税纳税申报时，对免税

销售额应当如何申报?

答：免税销售额应当填写在“增值税纳税申报表”及“增值税减免税申报明细表”相应栏次。根据国家税务总局公告2020年第4号文件第二条规定：适用免税政策的纳税人在办理增值税纳税申报时，应当填写“增值税纳税申报表”及“增值税减免税申报明细表”相应栏次。

因此，若该企业为一般纳税人，在办理2020年1月属期增值税纳税申报时，应将当期适用免税政策的销售额等项目填写在“增值税纳税申报表”（一般纳税人适用）第8栏“免税销售额”、“增值税纳税申报表附列资料（一）”第19栏免税项目“服务、不动产和无形资产”对应栏次。若公司为小规模纳税人，在办理2020年1月属期增值税纳税申报时，应将当期适用免税政策的销售额和免税额分别填入“增值税纳税申报表”（小规模纳税人适用）第12栏“其他免税销售额”、第17栏“本期免税额”对应栏次。适用免税政策的一般纳税人和小规模纳税人，在纳税申报时，还应当填报“增值税减免税申报明细表”，填写时应准确选择减免税代码，准确填写免税销售额等项目。

17. 发生符合支持疫情防控有关规定适用免征增值税政策的业务，但是已经按照征税申报的应如何处理

问：某企业2020年1月份发生符合支持疫情防控有关规定适用免征增值税政策的业务，但是已经按照征税申报，应如何处理?

答：可以选择更正当期申报或者在下期申报时调整。根据国家税务总局公告2020年第4号文件第四条规定，在本公告发布前，纳税人已将

适用免税政策的销售额、销售数量，按照征税销售额、销售数量进行增值税、消费税纳税申报的，可以选择更正当期申报或者在下期申报时调整。已征应予免征的增值税、消费税税款，可以予以退还或者分别抵减纳税人以后应缴纳的增值税、消费税税款。

18. 享有免税优惠的小规模纳税人如何申报

问：某企业属于生活服务类的小规模纳税人，可以享受免税优惠，2020年1月份、2月份收入尚未开具增值税发票，一季度应该如何申报？

答：根据《国家税务总局关于支持新型冠状病毒感染的肺炎疫情防控有关税收征收管理事项的公告》（国家税务总局公告2020年第4号）第二条规定，纳税人按照2020年第8号和2020年第9号有关规定享受免征增值税、消费税优惠的，可自主进行免税申报，无需办理有关免税备案手续，但应将相关证明材料留存备查。适用免税政策的纳税人在办理增值税纳税申报时，应当填写增值税纳税申报表及“增值税减免税申报明细表”相应栏次；在办理消费税纳税申报时，应当填写消费税纳税申报表及“本期减（免）税额明细表”相应栏次。

因此，该企业在办理2020年一季度增值税纳税申报时，应将当期适用免税政策的销售额和免税额分别填入“增值税纳税申报表”（小规模纳税人适用）第12栏“其他免税销售额”、第17栏“本期免税额”对应栏次。同时，还应当填报“增值税减免税申报明细表”，填写时应准确选择减免税代码，准确填写免税销售额等项目。

19. 受疫情影响房屋租金减免带来的增值税问题如何处理

问：某公司因疫情影响，给长期承租房屋的企业减免了三个月租金，这三个月对应的租金是否需要缴纳增值税？如租金已经提前预收并开发票给对方，退还三个月租金后应如何处理？

答：不需要缴纳增值税。根据《国家税务总局关于土地价款扣除时间等增值税征管问题的公告》（国家税务总局公告2016年第86号）第七条规定，纳税人出租不动产，租赁合同中约定免租期的，不属于《营业税改征增值税试点实施办法》（财税〔2016〕36号附件1）第十四条规定的视同销售服务。

因此，该公司可以通过签订租赁补充协议适用上述免租期增值税政策。由于该公司已提前预收租金并开票，所以，退还的三个月租金，应开具红字发票，冲减对应的租金金额。

20. 进口物资捐赠如何退税

问：某企业从境外进口一批口罩、防护服医用物资，为抗击疫情，将上述物资捐赠给了疫情严重的几个省民政部门，上述物资在进口时已缴纳了相应的税款，后续是否可以申请退税？

答：可以。根据《财政部 海关总署 税务总局关于防控新型冠状病毒感染的肺炎疫情进口物资免税政策的公告》（财政部 海关总署 税务总局公告2020年第6号），单位在2020年1月1日至2020年3月31日期间进口的物资可以申请办理退税。其中，已征税进口且尚未申报增值税进项税额抵扣的，可凭主管税务机关出具的《防控新型冠状病毒感染的肺炎疫情进口物资增值税进项税额未抵扣证明》，向海关申请办理退还已征进口关税和进口环节增值税、消费税手续；已申报增值税进项税额抵扣的，仅向海关申请办理退还已征进口关税和进口环节消费税手续。

21. 疫情期间导致发票未认证确认应如何处理

问：某企业的会计因受到疫情影响目前还在家中隔离，近期不能及时到岗，目前公司有几张增值税专用发票还没认证确认，开票日期是2019年2月份的，到这个月就要过期了，应当如何处理？

答：按照最新文件进行处理。根据《国家税务总局关于取消增值税扣税凭证认证确认期限等增值税征管问题的公告》（国家税务总局公告2019年第45号）规定，自3月1日起，增值税一般纳税人取得2017年1月1日及以后开具的增值税专用发票、海关进口增值税专用缴款书、机动车销售统一发票、收费公路通行费增值税电子普通发票，取消认证确认、稽核比对、申报抵扣的期限。

因此，取得的2019年2月份开具的增值税专用发票，目前无法认证确认的，建议可以在3月1日以后对这部分发票信息进行用途确认。

22. 为做好疫情防控工作税务机关在保障发票供应上有哪些举措

问： 为做好疫情防控工作，税务机关在保障发票供应上有哪些举措?

答： 税务机关在保障发票供应上的举措参照《国家税务总局关于充分发挥税收职能作用助力打赢疫情防控阻击战若干措施的通知》（税总发〔2020〕14号）第四条规定，（十六）切实保障发票供应。对生产和销售医疗救治设备、检测仪器、防护用品、消杀制剂、药品等疫情防控重点保障物资以及对此类物资提供运输服务的纳税人，申请增值税发票“增版”“增量”的，可暂按需调整其发票领用数量和最高开票限额，不需事前实地查验。除发生税收违法行为等情形外，不得因疫情期间纳税人生产经营情况发生变化而降低其增值税发票领用数量和最高开票限额。

23. 疫情期间发票丢失应如何处理

问： 疫情期间某公司某个已开票已收费的营业收费业务因为流程终止需要退款，但是对方发票联丢失无法交回，遇到该情况应该如何处理?

答： 按照丢失发票的具体情况分别处理。根据《国家税务总局关于增值税发票综合服务平台等事项的公告》（国家税务总局公告2020年第

1号）第四条规定，纳税人同时丢失已开具增值税专用发票或机动车销售统一发票的发票联和抵扣联，可凭加盖销售方发票专用章的相应发票记账联复印件，作为增值税进项税额的抵扣凭证、退税凭证或记账凭证。纳税人丢失已开具增值税专用发票或机动车销售统一发票的抵扣联，可凭相应发票的发票联复印件，作为增值税进项税额的抵扣凭证或退税凭证；纳税人丢失已开具增值税专用发票或机动车销售统一发票的发票联，可凭相应发票的抵扣联复印件，作为记账凭证。

24. 进口消毒物品和防护品定向捐赠给湖北省定点是否属于免税范围

问：某公司于2020年2月23日进口一批消毒物品和防护用品定向捐赠给湖北省定点防疫医院，是否属于免税进口范围？

答：属于免征范畴。依据《财政部 海关总署 税务总局关于防控新型冠状病毒感染的肺炎疫情进口物资免税政策的公告》（财政部 海关总署 税务总局公告2020年第6号）规定，自2020年1月1日至2020年3月31日，适度扩大《慈善捐赠物资免征进口税收暂行办法》规定的免税进口范围，对捐赠用于疫情防控的进口物资，免征进口关税和进口环节增值税、消费税。

（1）进口物资增加试剂，消毒物品，防护用品，救护车、防疫车、消毒用车、应急指挥车。

（2）免税范围增加国内有关政府部门、企事业单位、社会团体、个人以及来华或在华的外国公民从境外或海关特殊监管区域进口并直接捐赠；境内加工贸易企业捐赠。捐赠物资应直接用于防控疫情且符合前述第（1）项或《慈善捐赠物资免征进口税收暂行办法》规定。

（3）受赠人增加省级民政部门或其指定的单位。省级民政部门将指定的单位名单函告所在地直属海关及省级税务部门。

财政部 海关总署 税务总局公告2020年第6号文件项下免税进口物资，已征收的应免税款予以退还。其中，已征税进口且尚未申报增值税进项税额抵扣的，可凭主管税务机关出具的《防控新型冠状病毒感染的肺炎疫情进口物资增值税进项税额未抵扣证明》，向海关申请办理退还已征进口关税和进口环节增值税、消费税手续；已申报增值税进项税额抵扣的，仅向海关申请办理退还已征进口关税和进口环节消费税手续。有关进口单位应在2020年9月30日前向海关办理退税手续。

免税进口物资，可按照或比照海关总署公告2020年第17号，先登记放行，再按规定补办相关手续。

25.2020年2月份增值税专用发票勾选确认的期限是否延期

问：据了解2020年2月份增值税申报纳税期限进一步延长到28日，增值税专用发票勾选确认的期限是否也会延期到28日之后?

答：是的。根据《国家税务总局关于进一步延长2020年2月份纳税申报期限有关事项的通知》（税总函〔2020〕27号）规定，2月份纳税申报期限将进一步延长至2月28日，纳税人通过增值税发票综合服务平台对增值税扣税凭证进行用途确认的期限也相应延长至2月28日。

26. 保险公司直接捐赠的团体医疗伤害保险是否享受免征增值税优惠

问：保险公司直接捐赠给金银潭医院医护人员的团体医疗伤害保险，是否可以享受免征增值税？

答：可以享受。根据《营业税改征增值税试点实施办法》（财税〔2016〕36号附件1，以下简称36号文件）规定，纳税人向其他单位或者个人无偿提供服务，用于公益事业或者以社会公众为对象的，不属于视同销售服务，不征收增值税。

因此，保险公司向承担疫情防治的医院无偿提供保险服务，不属于财政部　税务总局公告2020年第9号文件规定的货物捐赠范畴，但可以按照36号文件有关规定，对其用于公益事业或者以社会公众为对象的无偿提供服务，不视同销售征收增值税。

27. 取得政府发放的开工补贴是否需要缴纳增值税

问：某企业制作加工无纺布，因为疫情原因口罩需求量剧增，特以平时5倍工资召回员工并积极联系离职员工开工，区政府发放了一笔开工补贴，这笔补贴需要缴纳增值税吗？

答： 不需要。根据《国家税务总局关于取消增值税扣税凭证认证确认期限等增值税征管问题的公告》（国家税务总局公告2019年第45号）第七条规定，纳税人取得的财政补贴收入，与其销售货物、劳务、服务、无形资产、不动产的收入或者数量直接挂钩的，应按规定计算缴纳增值税。纳税人取得的其他情形的财政补贴收入，不属于增值税应税收入，不征收增值税。区政府给该企业发放的开工补贴，与该企业销售货物或者提供服务等收入或数量不直接相关，不需要就此笔补贴计算缴纳增值税。

28. 享受疫情防控重点保障物资生产企业留抵退税政策是否需要计算进项构成比例

问： 某公司是一家新型冠状病毒检测试剂盒生产企业，已被工业和信息化部确定为疫情防控重点保障物资生产企业。2019年办理留抵退税时，需要计算进项构成比例确定退税额。某公司作为享受疫情防控重点保障物资生产企业留抵退税政策，是否也需要计算进项构成比例？

答： 不需要。按照财政部　税务总局公告2020年第8号文件第二条规定，办理增量留抵退税的疫情防控重点保障物资生产企业，可全额退还其2020年1月1日以后形成的增值税增量留抵税额，不需要计算进项构成比例。这一政策实施的期限是自2020年1月1日起，截止日期视疫情情况另行公告。根据《财政部　税务总局 关于支持疫情防控保供等税费政策实施期限的公告》（财政部　税务总局公告2020年第28号）对《财政部　税务总局关于支持新型冠状病毒感染的肺炎疫情防控有关税收政策的公告》（财政部　税务总局公告2020年第8号）规定的税收优惠政策实施期限延长到2020年12月31日。

29. 重点保障物资生产企业，当月的增量留抵税额是否在次月申报时申请退回

问：某企业本月已被认定为重点保障物资生产企业，为响应号召，扩大生产，本月购入了一批生产设备导致出现增值税留抵税额。该企业本月产生的留抵税额是否能申请退回吗?

答：视情况而定。符合财政部　税务总局公告2020年第8号文件第二条规定，疫情防控重点保障物资生产企业可以按月向主管税务机关申请全额退还增值税增量留抵税额。应注意的是，不是有留抵税额就可以申请退回，退的是增值税“增量留抵”税额。8号公告中的“增量留抵税额”，是指与2019年12月底相比新增加的期末留抵税额。

30. 疫情期间为居民提供物资收派服务取得的收入，是否可以享受增值税优惠

问：某企业，疫情期间为社区居民提供物资快递收派服务取得收入能否享受增值税优惠政策?

答：能享受。根据《财政部　税务总局关于支持新型冠状病毒感染的肺炎疫情防控有关税收政策的公告》（财政部　税务总局公告2020年第8号）第五条规定，对纳税人提供公共交通运输服务、生活服务，以及为居民提供必需生活物资快递收派服务取得的收入，免征增值税。

因此，只要企业如实核算收入金额，账务处理规范，都能享受增值税减免优惠政策，但需要注意，优惠政策执行期间为2020年1月1日起，2020年12月31日截止。

31. 企业是否可以放弃享受住宿服务免税政策，只享受餐饮服务免税政策

问：某公司是一家兼营住宿和餐饮业务的综合型酒店。根据疫情期间生活服务免征增值税政策，结合该公司的实际经营模式，可以放弃享受住宿服务免税政策，只享受餐饮服务免税政策吗?

答：可以。财政部　税务总局公告2020年第8号文件第五条规定，对纳税人提供生活服务取得的收入，免征增值税。生活服务的具体范围，按照《销售服务、无形资产、不动产注释》（财税〔2016〕36号印发）规定执行。生活服务，是指为满足城乡居民日常生活需求提供的各类服务活动，包括文化体育服务、教育医疗服务、旅游娱乐服务、餐饮住宿服务、居民日常服务和其他生活服务。住宿服务和餐饮服务这两项应税行为，均属于生活服务的范围。

《营业税改征增值税试点实施办法》（财税〔2016〕36号附件1）第四十八条规定，纳税人发生应税行为适用免税、减税规定的，可以放弃免税、减税，按规定缴纳增值税。放弃免税、减税后，36个月内不得再申请免税、减税。

该公司可以按照上述规定选择享受餐饮服务免征增值税优惠，同时放弃享受住宿服务免征增值税，一经放弃，36个月内不得再就住宿服务申请免征增值税。

二、所得税

32. 受疫情冲击影响经营困难导致亏损的企业是否有相关支持政策

问：某企业受疫情冲击影响导致经营困难，全年很可能发生亏损，企业所得税方面是否有相关支持政策?

答：有相关支持政策。根据财政部　税务总局公告2020年第8号文件第四条规定，受疫情影响较大的困难行业企业2020年度发生的亏损，最长结转年限由5年延长至8年。困难行业企业，包括交通运输、餐饮、住宿、旅游（指旅行社及相关服务、游览景区管理两类）四大类，具体判断标准按照现行《国民经济行业分类》执行。困难行业企业2020年度主营业务收入须占收入总额（剔除不征税收入和投资收益）的50%以上。因此，该企业若属于困难行业企业，2020年度发生的亏损，可向以后年度结转，用以后年度的所得弥补，最长结转年限为8年。

因此，该企业若属于困难行业企业，2020年度发生的亏损，可向以后年度结转，用以后年度的所得弥补，最长结转年限为8年。

33. 因疫情影响而导致存货变质的，如何在企业所得税税前扣除

问：某企业属餐饮企业，受疫情影响，部分年前预定的酒席被退订，已经采购的食材无法售出并已经变质，能否作为损失在企业所得税税前扣除?

答：可以自行申报税前扣除。根据《国家税务总局关于发布〈企业资产损失所得税税前扣除管理办法〉的公告》（国家税务总局公告2011第25号）第二十七条规定，存货报废、毁损或变质损失，为其计税成本扣除残值及责任人赔偿后的余额，应依据以下证据材料确认：（一）存货计税成本的确定依据；（二）企业内部关于存货报废、毁损、变质、残值情况说明及核销资料；（三）涉及责任人赔偿的，应当有赔偿情况说明；（四）该项损失数额较大的（指占企业该类资产计税成本10%以上，或减少当年应纳税所得、增加亏损10%以上），应有专业技术鉴定意见或法定资质中介机构出具的专项报告等。《国家税务总局关于取消20项税务证明事项的公告》（国家税务总局公告2018年第65号）规定，企业向税务机关申报扣除特定损失时，不再留存专业技术鉴定意见（报告）或法定资质中介机构出具的专项报告，改为纳税人留存备查自行出具的有法定代表人、主要负责人和财务负责人签章证实有关损失的书面申明。《国家税务总局关于企业所得税资产损失资料留存备查有关事项的公告》（国家税务总局公告2018年第15号）第一条规定，企业向税务机关申报扣除资产损失，仅需填报企业所得税年度纳税申报表“资产损失税前扣除及纳税调整明细表”，不再报送资产损失相关资料，

相关资料由企业留存备查。

因此，因疫情影响导致企业已经采购的食材无法售出并已经变质，造成的损失可以自行申报税前扣除，但应将相关资料留存备查。

34. 防护用品应按照职工福利费还是劳动保护费列支

问：为了切实维护员工人身安全避免感染，同时为了保证企业生产经营的日常运行，某企业统一购买一批预防新型冠状病毒的医用口罩，取得增值税发票注明的金额10万元，税额1.3万元。上述口罩全部应用于企业员工上班时佩戴。针对该笔购置口罩支出，该企业应作为职工福利费用核算按规定限额比例在企业所得税税前扣除还是作为劳动保护费支出全额在税前列支扣除?

答：符合条件的可以作为劳动保护费全额扣除。根据《中华人民共和国企业所得税法实施条例》第四十八条规定，企业发生的合理的劳动保护支出，准予扣除。《中华人民共和国劳动和社会保障部社会保险事业管理中心关于规范社会保险缴费基数有关问题的通知》(劳社险中心函〔2006〕60号)第四条第三项规定，劳动保护的各种支出包括：工作服、手套等劳动保护用品，解毒剂、清凉饮料，以及按照国务院1963年7月19日劳动部等七单位规定的范围对接触有毒物质、矽尘作业、放射线作业和潜水、沉箱作业、高温作业等五类工种所享受的由劳动保护费开支的保健食品待遇。

因此，在疫情防控期间，企业为保障员工生命安全购置的口罩支出，具备“必须是企业已经实际发生的支出”“必须是合理的支出”“必须是劳动保护支出”等条件，属于劳动保护支出，可以在企业所得税税前全额扣除，而不必作为职工福利费支出核算。

35. 为应对疫情而发生的集体人身意外险能否税前扣除

问：针对此次疫情事件，某公司给员工购买了集体人身意外险，能否在企业所得税税前扣除?

答：不能。根据《中华人民共和国企业所得税法实施条例》第三十六条规定，除企业依照国家有关规定为特殊工种职工支付的人身安全保险费和国务院财政、税务主管部门规定可以扣除的其他商业保险费外，企业为投资者或者职工支付的商业保险费，不得扣除。《国家税务总局关于企业所得税有关问题的公告》（国家税务总局公告 2016 年第 80 号）第一条规定，企业职工因公出差乘坐交通工具发生的人身意外保险费支出，准予企业在计算应纳税所得额时扣除。

因此，除了企业职工因公出差乘坐交通工具发生的人身意外保险费以外，其他人身意外险不属于财政部和国家税务总局规定允许扣除的商业险，不得从税前扣除。

36. 为支持疫情防控捐赠现金和一批物资应如何在企业所得税前扣除

问： 某企业为支持疫情防控，通过红十字会捐赠了现金和一批物资，该支出在企业所得税前扣除是否有限额规定?

答： 可以全额扣除。根据财政部　税务总局公告2020年第9号文件第一条规定，企业和个人通过公益性社会组织或者县级以上人民政府及其部门等国家机关，捐赠用于应对新型冠状病毒感染的肺炎疫情的现金和物品，允许在计算应纳税所得额时全额扣除。

因此，该企业捐赠的现金和物资，只要是通过公益性社会组织或者县级以上人民政府及其部门等国家机关，用于应对新型冠状病毒感染的肺炎疫情的捐赠，可以在计算应纳税所得额时全额扣除，不受利润总额12%的限额限制。

37. 企业购买的防护物资如口罩、防护服、消毒液等如无法取得发票能否在税前扣除

问： 某公司疫情防控期间购进一批防护物资，无法取得发票，能否进行税前扣除，该如何处理?

答： 应当取得发票。根据《国家税务总局关于发布〈企业所得税税前扣除凭证管理办法〉的公告》(国家税务总局公告2018年第28号)规定，

企业在境内发生的支出项目属于增值税应税项目的，对方为已办理税务登记的增值税纳税人，其支出以发票（包括按照规定由税务机关代开的发票）作为税前扣除凭证；对方为依法无需办理税务登记的单位或者从事小额零星经营业务的个人，其支出以税务机关代开的发票或者收款凭证及内部凭证作为税前扣除凭证，收款凭证应载明收款单位名称、个人姓名及身份证号、支出项目、收款金额等相关信息。

因此，该项支出应当取得合法票据作为税前扣除凭证，如暂时无法取得，应在当年度汇算清缴期结束前，要求对方补开合法票据。

38. 企业捐赠防控物资享受所得税全额扣除的在第一季度申报企业所得税时是否可以申报享受

问：某公司在疫情防控期间捐赠一批防护物资，根据财政部　税务总局公告2020年第9号，该捐赠允许在计算应纳税所得额时全额扣除，在第一季度申报企业所得税时是否就可以全额扣除?

答：可以在第一季度申报时全额扣除。《财政部　税务总局关于支持新型冠状病毒感染的肺炎疫情防控有关捐赠税收政策的公告》（财政部　税务总局公告2020年第9号）第一条规定，企业和个人通过公益性社会组织或者县级以上人民政府及其部门等国家机关，捐赠用于应对新型冠状病毒感染的肺炎疫情的现金和物品，允许在计算应纳税所得额时全额扣除。2019年4月16日国家税务总局发布的企业扶贫捐赠所得税税前扣除政策宣传问答中，问题六“对于企业月（季）度预缴申报时能否享受扶贫捐赠支出税前据实扣除政策的答复”是“企业所得税法及其实施条例规定，企业分月或分季预缴企业所得税时，原则上应当按照月度或者季度的实际利润额预缴。企业在计算会计利润时，按照会计核算相关规定，扶贫捐赠支出已经全额列支，企业按实际会计利润进行企业所得税预缴申报，扶贫捐赠支出在税收上也实现了全额据实扣除。因此，企业月（季）度预缴申报时就能享受到扶贫捐赠支出所得税前据实扣除政策”。

因此，捐赠防控物资享受所得税全额扣除可参照扶贫捐赠，在计算第一季度会计利润时，捐赠支出已经全额列支，企业按实际会计利润进行企业所得税预缴申报，捐赠支出也实现了全额扣除。

39. 疫情防控重点物资生产企业扩大产能购置设备，是否允许企业所得税税前一次性扣除

问：某公司为防护服生产企业，为疫情防控重点保障物资生产企业，为加快生产防护服新购入设备若干，是否允许企业所得税税前一次性扣除?

答：可以一次性扣除。依据《财政部　税务总局关于支持新型冠状病毒感染的肺炎疫情防控有关税收政策的公告》（财政部　税务总局公告2020年第8号）第一条规定，自2020年1月1日起，对疫情防控重点保障物资生产企业为扩大产能新购置的相关设备，允许一次性计入当期成本费用在企业所得税税前扣除。《国家税务总局关于支持

新型冠状病毒感染的肺炎疫情防控有关税收征收管理事项的公告》（国家税务总局公告2020年第4号）第九条规定，疫情防控重点保障物资生产企业适用一次性企业所得税税前扣除政策的，在优惠政策管理等方面参照《国家税务总局关于设备器具扣除有关企业所得税政策执行问题的公告》（国家税务总局公告2018年第46号）的规定执行。企业在纳税申报时将相关情况填入企业所得税纳税申报表“固定资产一次性扣除”行次。

因此，企业新购入用于生产防护服的设备允许企业所得税税前一次性扣除。

40. 疫情防控重点物资生产企业扩大产能购置设备一次性扣除政策是否受500万元限制

问：对疫情防控重点物资生产企业扩大产能购置设备允许企业所得税税前一次性扣除政策中，购置设备的扣除金额受500万元限制吗?

答：不受限制。根据《财政部 税务总局关于支持新型冠状病毒感染的肺炎疫情防控有关税收政策的公告》（财政部 税务总局公告2020年第8号）的规定，疫情防控重点保障物资生产企业为扩大产能而新购置的相关设备，无论单位价值是否超过500万元，均能在税前一次性扣除。

41. 通过融资租赁方式取得的设备能否享受一次性扣除政策

问：关于疫情防控重点物资生产企业一次性扣除政策，如果企业是通过融资租赁方式取得的设备，能否适用一次性扣除政策呢？

答：不能适用。根据《财政部　税务总局关于支持新型冠状病毒感染的肺炎疫情防控有关税收政策的公告》（财政部　税务总局公告2020年第8号）的规定，对疫情防控重点保障物资生产企业为扩大产能新购置的相关设备，允许一次性计入当期成本费用在企业所得税税前扣除。“购置”包括以货币形式购进或自行建造两种形式，与单位价值500万元以下设备、器具一次性税前扣除政策口径保持统一。融资租赁不属于上述两种形式，因此不能适用疫情防控重点保障物资生产企业一次性税前扣除政策。

42. 疫情期间定点防疫医院发生的研发支出是否享受加计扣除

问：定点防疫医院为支持此次疫情防控工作发生的与新冠肺炎有关的研发支出（如人工费、消毒费、新建专门通道、隔断CT室等支出）是否可以单独立项享受企业所得税加计扣除政策？

答：目前尚未针对定点医院为疫情防控工作发生的支出出台特殊的加计扣除优惠政策。但定点医院等单位为支持疫情防控工作发生的研发费用等支出，符合现行研发费用加计扣除优惠政策规定的，可以享受加计扣除优惠政策。

43. 公益性组织如何确认

问：根据财政部 税务总局公告2020年9号规定，通过公益性社会组织捐赠用于应对新型冠状病毒感染的肺炎疫情的现金和物品，允许在计算应纳税所得额时全额扣除。那么对公益性组织如何确认？是否需要在当年认定的有税前扣除资格的公益性组织名单范围内？

答：需要。根据《国家税务总局关于支持新型冠状病毒感染的肺炎疫情防控有关税收征收管理事项的公告》（国家税务总局公告2020年第4号）第十二条规定，上述9号公告第一条所称"公益性社会组织"，是指依法取得公益性捐赠税前扣除资格的社会组织。因此，公益性组织应该在2020年度公益性捐赠税前扣除的名单范围内。

44. 个人捐赠物资如何申请税前扣除

问：某企业员工甲某直接向承担疫情防治任务的医院捐赠一批口罩，应如何申请税前扣除？

答：根据财政部 税务总局公告2020年第9号文件规定，个人直接向承担疫情防治任务的医院捐赠用于应对新型冠状病毒感染的肺炎疫情的物品，可以在计算个人所得税应纳税所得额时全额扣除。同时，在具体办理个人所得税税前扣除、填写“个人所得税公益慈善事业捐赠扣除明细表”时，需在备注栏注明“直接捐赠”。

45. 通过员工募集捐款并以单位的名义捐赠给红十字会用于应对新冠肺炎疫情的支出能否在个人所得税税前扣除

问：某企业通过向员工募集捐款，并以单位的名义捐赠给红十字会用于应对新冠肺炎疫情，该支出能否在个人所得税税前扣除?

答：可以全额扣除。根据《财政部　税务总局关于支持新型冠状病毒感染的肺炎疫情防控有关捐赠税收政策的公告》（财政部　税务总局公告2020年第9号）第一条规定，企业和个人通过公益性社会组织或者县级以上人民政府及其部门等国家机关，捐赠用于应对新型冠状病毒感染的肺炎疫情的现金和物品，允许在计算应纳税所得额时全额扣除。《国家税务总局关于支持新型冠状病毒感染的肺炎疫情防控有关税收征收管理事项的公告》（国家税务总局公告2020年第4号）第十二条规定，个人享受9号公告规定的全额税前扣除政策的，按照《财政部　税务总局关于公益慈善事业捐赠个人所得税政策的公告》（财政部　税务总局公告2019年第99号）有关规定执行。财政部　税务总局公告2019年第99号第九条规定，机关、企事业单位统一组织员工开展公益捐赠的，纳税人可以凭汇总开具的捐赠票据和员工明细单扣除。

46. 个人向疫区的捐赠是否必须在预扣预缴时扣除

问：某企业员工通过当地红十字会向疫区进行了捐赠，该员工个人的捐赠是否一定要通过工作单位在平时发放工资时扣除？

答：不一定。根据《财政部　税务总局关于公益慈善事业捐赠个人所得税政策的公告》(财政部　税务总局公告2019年第99号)第四条规定，居民个人在综合所得中扣除公益捐赠支出的，应按照以下规定处理：(一)居民个人取得工资薪金所得的，可以选择在预扣预缴时扣除，也可以选择在年度汇算清缴时扣除。

因此，该员工可以选择在预扣预缴时扣除，也可以选择在年度汇算清缴时扣除，如选择在预扣预缴时扣除的，应按照累计预扣法计算扣除限额。

47. 个人向疫区的捐赠应按什么金额在个人所得税税前扣除

问：某企业员工甲某直接向某参与疫情防治的医院捐赠2000个医用口罩，用于抗击疫情，该捐赠应按什么金额在个人所得税税前扣除？

答：按市场价格确定。根据《财政部　税务总局关于公益慈善事业捐赠个人所得税政策的公告》(财政部　税务总局公告2019年第99号)第二条规定，个人发生的公益捐赠支出金额，按照以下规定确定：(三)捐赠除股权、房产以外的其他非货币性资产的，按照非货币性资产的市场价格确定。

因此，如果甲某购买物资的时间与捐赠的时间很接近，可按市场价格，即购买小票或购买发票上注明的商品价格在个人所得税税前扣除。

48. 个人公益性捐赠暂未取得票据能否享受全额扣除优惠政策

问：某企业员工为支持抗击疫情，通过红十字会进行了捐赠，但对方表示由于捐赠者太多捐赠票据已用完，暂时无法开具捐赠票据，在这种情况下能否享受捐赠全额扣除的税收优惠政策?

答：可以。根据《财政部　税务总局关于公益慈善事业捐赠个人所得税政策的公告》(财政部　税务总局公告2019年第99号)第九条规定，公益性社会组织、国家机关在接受个人捐赠时，应当按照规定开具捐赠票据；个人索取捐赠票据的，应予以开具。个人发生公益捐赠时不能及时取得捐赠票据的，可以暂时凭公益捐赠银行支付凭证扣除，并向扣缴义务人提供公益捐赠银行支付凭证复印件。个人应在捐赠之日起90日内向扣缴义务人补充提供捐赠票据，如果个人未按规定提供捐赠票据的，扣缴义务人应在30日内向主管税务机关报告。

因此，可暂凭捐赠银行支付凭证扣除，在捐赠90日内及时取得捐赠票据即可。

49. 向身患新冠肺炎生活困难的员工发放的生活困难补助是否需要代扣代缴个人所得税

问：某企业员工由于身患新型冠状病毒感染的肺炎疾病，给该员工或其家庭的正常生活造成了一定困难，公司给予了一定的生活困难补助，该笔补助是否需要代扣代缴个人所得税？

答：无需代扣代缴个人所得税。根据《中华人民共和国个人所得税法》（中华人民共和国主席令第九号）第四条规定，下列各项个人所得，免纳个人所得税：（四）福利费、抚恤金、救济金。《中华人民共和国个人所得税法实施条例》（中华人民共和国国务院令第707号）第十一条规定，个人所得税法第四条第一款第四项所称福利费，是指根据国家有关规定，从企业、事业单位、国家机关、社会组织提留的福利费或者工会经费中支付给个人的生活补助费。

因此，对由于身患新型冠状病毒感染的肺炎疾病，给纳税人本人或其家庭的正常生活造成了一定困难，其单位按国家规定从提留的福利费或者工会经费中向其支付的临时性生活困难补助，免征个人所得税。

50. 向参加疫情防治工作的防疫工作者发放临时性工作补助是否需要代扣代缴个人所得税

问：某企业员工，被派至某地参与疫情防控工作，取得单位发放的临时性工作补助是否需要代扣代缴个人所得税?

答：无需代扣代缴个人所得税。《财政部　税务总局关于支持新型冠状病毒感染的肺炎疫情防控有关个人所得税政策的公告》（财政部 税务总局公告2020年第10号）第一条规定，对参加疫情防治工作的医务人员和防疫工作者按照政府规定标准取得的临时性工作补助和奖金，免征个人所得税。政府规定标准包括各级政府规定的补助和奖金标准。对省级及省级以上人民政府规定的对参与疫情防控人员的临时性工作补助和奖金，比照执行。

因此，该企业员工因参与疫情防控工作，取得单位发放的临时性工作补助无需代扣代缴个人所得税。

51. 在疫情期间发放给车间工人的防护用品和药品，是否需要代扣代缴个人所得税

问：某企业在疫情发生后采购防护用品和药品发放给节后复工的工人，是否需要代扣代缴个人所得税?

答：不需要代扣代缴个人所得税。根据《财政部　税务总局关于支持新型冠状病毒感染的肺炎疫情防控有关个人所得税政策的公告》（财政部　税务总局公告2020年第10号）第二条规定，单位发给个人用于预防新型冠状病毒感染的肺炎的药品、医疗用品和防护用品等实物（不包括现金），不计入工资、薪金收入，免征个人所得税。

52. 参加新型冠状病毒疫情防治工作的医务人员和防疫工作者取得的临时性工作补助和奖金，是否可以免征个人所得税

问：参加新型冠状病毒疫情防治工作的医务人员和防疫工作者取得的临时性工作补助和奖金，是否可以免征个人所得税?

答：可以免征个人所得税。根据《财政部 税务总局关于支持新型冠状病毒感染的肺炎疫情防控有关个人所得税政策的公告》（财政部 税务总局公告2020年第10号）第一条规定，对参加疫情防治工作的医务人员和防疫工作者按照政府规定标准取得的临时性工作补助和奖金，免征个人所得税。政府规定标准包括各级政府规定的补助和奖金标准。对省级及省级以上人民政府规定的对参与疫情防控人员的临时性工作补助和奖金，比照执行。

因此，参加新型冠状病毒疫情防治工作的医务人员和防疫工作者取得的临时性工作补助和奖金，不征收个人所得税。

53. 对省级及省级以上人民政府规定的对参与疫情防控人员的临时性工作补助和奖金，是否征收个人所得税

问：对省级及省级以上人民政府规定的对参与疫情防控人员的临时性工作补助和奖金，是否征收个人所得税?

答：无需征收个人所得税。根据《财政部 税务总局关于支持新

型冠状病毒感染的肺炎疫情防控有关个人所得税政策的公告》（财政部税务总局公告2020年第10号）第一条规定，对参加疫情防治工作的医务人员和防疫工作者按照政府规定标准取得的临时性工作补助和奖金，免征个人所得税。政府规定标准包括各级政府规定的补助和奖金标准。对省级及省级以上人民政府规定的对参与疫情防控人员的临时性工作补助和奖金，比照执行。

因此，对省级及省级以上人民政府规定的对参与疫情防控人员的临时性工作补助和奖金，不征收个人所得税。

三、其他税费

54. 疫情期间哪些企业可以享受阶段性降低用电成本

问：某电力用户企业咨询国家电网，询问电价优惠政策，是否能享受本次电价优惠?

答：除高耗能企业，其他企业都可享受本次电价优惠政策。根据《国家发展改革委关于阶段性降低企业用电成本 支持企业复工复产的通知》（发改价格〔2020〕258号）第一条规定，此次降电价范围为除高耗能行业用户外的，现执行一般工商业及其他电价、大工业电价的电力用户。第二条规定，自2020年2月1日起至6月30日止，电网企业在计收上述电力用户电费时，统一按原到户电价水平的95%结算。根据《国家发展改革委办公厅关于明确阶段性降低用电成本政策落实相关事项的函》的规定，高耗能行业范围为：石油、煤炭及其他燃料加工业，化学原料和化学制品制造业，非金属矿物制品业，黑色金属冶炼和压延加工业，有色金属冶炼和压延加工业，电力、热力生产和供应业。

所以只要电力用户不在上述六大行业范围内，均可以享受本次优惠政策至2020年6月30日。

55. 在疫情期间，房产税和城镇土地使用税是否有相关优惠政策

问：在疫情期间，房产税和城镇土地使用税是否有相关优惠政策?

答：纳税人缴纳房产税、城镇土地使用税确有困难的，可向税务机关申请房产税、城镇土地使用税困难减免。各地减免的优惠幅度不一，具体要根据当地政府的规定。如江西，根据《江西省人民政府印发关于有效应对疫情稳定经济增长20条政策措施的通知》第七条规定，对因疫情原因导致企业发生重大损失，正常生产经营活动受到重大影响，纳税确有困难的，依法予以减免房产税、城镇土地使用税。

56. 免租期内是否仍需缴纳房产税

问：某公司在免租期内未取得商户租金收入，是否还需要缴纳房产税?

答： 需要按照房产原值计算缴纳房产税。根据《中华人民共和国房产税暂行条例》（国发〔1986〕90号）第二条规定，房产税由产权所有人缴纳。财政部、国家税务总局《关于安置残疾人就业单位城镇土地使用税等政策的通知》（财税〔2010〕121号）明确，对出租房产，租赁双方签订的租赁合同约定有免收租金期限的，免收租金期间由产权所有人按照资产原值缴纳房产税。因此，在免租期内公司需要按照房产原值来计算缴纳房产税。

57. 疫情期间是否可以申请减免房产税和城镇土地使用税

问： 某企业因疫情影响，主动为租户减免了数月的租金，同时由于延迟开工导致重大损失，缴纳房产税和城镇土地使用税存在困难，是否可以申请减免？

答： 可以申请减免。根据《中华人民共和国房产税暂行条例》（中华人民共和国国务院令第588号）第六条规定，除本条例第五条规定者外，纳税人纳税确有困难的，可由省、自治区、直辖市人民政府确定，定期减征或者免征房产税。《中华人民共和国城镇土地使用税暂行条例》（中华人民共和国国务院令第645号）第七条规定，除本条例第六条规定外，纳税人缴纳土地使用税确有困难需要定期减免的，由县以上地方税务机关批准。如杭州，根据《中共杭州市委　杭州市人民政府关于严格做好疫情防控帮助企业复工复产的若干政策》第五条规定，对租用其他经营用房的，鼓励业主（房东）为租户减免租金，对免租金2个月以上的，政府按免租金月份数给予房产税、城镇土地使用税减免。

因此，在疫情防控期间，对于业主主动为租户减免房地产租金的，可申请减免相应的房产税、城镇土地使用税。

58. 酒店临时被区政府征用，用作临时隔离观察点，是否可以享受减免税政策

问：某公司所属的酒店被区政府征用，用作临时隔离观察点，是否可以享受减免税政策?

答：该公司所属酒店临时被政府征用，属于受疫情影响无法生产经营的情形，若发生重大亏损导致纳税确有困难的，可向主管税务机关申请减免被征用期间应缴纳的房产税和城镇土地使用税。

59. 因疫情导致已签订合同但未执行的能否申请退还印花税

问：某公司 2019 年 9 月签订一份合同，合同的金额为 200 万元，公司一次贴足印花，后该合同因疫情原因未执行或执行较少，可以申请退税吗?

答：不得退税。根据《中华人民共和国印花税暂行条例施行细则》（财税字〔1988〕255 号）第二十四条规定：凡多贴印花税票者，不得申请退税或者抵用。根据《国家税务总局关于印花税若干具体问题的规定》（国税地字〔1988〕25 号）第七条规定，依照印花税暂行条例法规，合

同签订时即应贴花，履行完税手续。

因此，根据上述规定，不论合同是否兑现或能否按期兑现，都一律按照法规贴花。

60. 捐赠合同是否需要缴纳印花税

问：某公司与新型冠状病毒感染的肺炎疫情地区签订捐赠合同，提供500万元口罩、防护服等防疫物资，该捐赠合同是否需要缴纳印花税？需办理什么手续？

答：单位和个人无偿捐赠防疫物资所签订的捐赠合同，不在《中华人民共和国印花税暂行条例》（中华人民共和国国务院令第588号）所列举的应税凭证范围内，因此不需要缴纳印花税，无需履行申报、审批手续，留存合同等资料备查即可。

61. 符合困难减免政策的纳税人如何申请

问：某企业符合房产税困难减免政策，在疫情期间该如何申请困难减免？

答：可登录电子税务局申请。根据《国家税务总局关于优化纳税缴费服务配合做好新型冠状病毒感染肺炎疫情防控工作的通知》（税总函〔2020〕19号）第三条规定，按照“尽可能网上办”的原则，纳税人可登录电子税务局，如实填写被政府应急征用或减免租金的相关信息，即可申请减免税，无须至办税服务厅现场办理。

62. 发生符合支持疫情防控有关规定适用免征增值税政策的业务，是否相应免征城建税、教育费附加和地方教育附加

问：某企业发生符合支持疫情防控有关规定适用免征增值税政策的业务，是否相应免征城建税、教育费附加和地方教育附加？

答：可以享受免征。根据《国家税务总局关于支持新型冠状病毒感染的肺炎疫情防控有关税收征收管理事项的公告》（国家税务总局公告2020年第4号）第二条规定，纳税人适用《财政部　税务总局关于支持新型冠状病毒感染的肺炎疫情防控有关税收政策的公告》（2020年第8号）有关规定享受免征增值税优惠的收入，相应免征城市维护建设税、教育费附加、地方教育附加。

63. 对卫生健康主管部门组织进口的直接用于防控疫情物资是否免征关税

问：某公司受定点防疫医院所托在卫生健康主管部门的组织下进口

一批医用防护衣、医用N95口罩、一次性医用外科口罩、医用护目镜、医用防护面罩等防疫物资，是否可以享受免征关税？

答：可以免征关税。依据《财政部 海关总署 税务总局关于防控新型冠状病毒感染的肺炎疫情进口物资免税政策的公告》（财政部 海关总署 税务总局公告2020年第6号）的规定，自2020年1月1日至2020年3月31日，对卫生健康主管部门组织进口的直接用于防控疫情物资免征关税。

免税进口物资，可按照或比照海关总署公告2020年第17号，先登记放行，再按规定补办相关手续。

因此，该公司进口的这批防疫物资可以免征关税。

64. 在抗击疫情期间，纳税人应该如何申请开具出口退（免）税相关证明

问：疫情期间，公司如何申请开具出口退（免）税相关证明？

答：为降低疫情传播风险，减轻纳税人负担，根据《关于支持新型冠状病毒感染的肺炎疫情防控有关税收征收管理事项的公告》（国家税务总局公告2020年第4号）第五条规定，疫情防控期间，纳税人通过电子税务局或者标准版国际贸易“单一窗口”出口退税平台等提交电子数据，即可申请开具出口退（免）税相关证明。税务机关审核电子数据无误后，即可为纳税人开具相关证明，并通过网上反馈方式及时将办理结果告知纳税人。纳税人需开具纸质证明的，税务机关可采取邮寄方式送达。确

需到办税服务厅现场结清退（免）税款或者补缴税款的备案和证明事项，可通过预约办税等方式，分时分批前往税务机关办理。

65. 防控疫情期间，未实施出口退（免）税无纸化申报的纳税人应该如何进行出口退（免）税申报

问：某公司为进出口贸易公司，于 2020 年 1 月 1 日前未办理出口退（免）税申报，抗击疫情期间如何申请?

答：通过电子税务局即可申请。根据《国家税务总局关于支持新型冠状病毒感染的肺炎疫情防控有关税收征收管理事项的公告》（国家税务总局公告 2020 年第 4 号）第六条规定，疫情防控期间，所有纳税人的所有出口货物劳务、跨境应税行为(包括四类出口企业、发生跨境应税行为等），均可通过电子税务局或者标准版国际贸易“单一窗口”出口退税平台等提交电子数据，即可进行出口退（免）税申报，暂无需报送相关纸质资料。税务机关审核电子数据无问题，且不存在涉嫌骗取出口退税等疑点的，即可按规定为纳税人办理退（免）税。

66. 无偿捐赠用于新型肺炎疫情防控的物资是否免征消费税

问：某公司为一家汽车厂，近日拟向湖北省几家疫情防治定点医院

捐赠一批中轻型商用客车用于防疫，如何享受消费税优惠?

答：根据《国家税务总局关于支持新型冠状病毒感染的肺炎疫情防控有关税收征收管理事项的公告》（国家税务总局公告2020年第4号）第二条规定，纳税人按照《财政部　税务总局关于支持新型冠状病毒感染的肺炎疫情防控有关税收政策的公告》（2020年第8号）和《财政部　税务总局关于支持新型冠状病毒感染的肺炎疫情防控有关捐赠税收政策的公告》（2020年第9号）规定享受消费税免税优惠的，自主进行消费税申报，填写消费税纳税申报表及《本期减（免）税额明细表》相应栏次，无需办理税收优惠备案，但应将相关证明材料留存备查。

因此，如该公司向定点医院捐赠中轻型商用客车用于防疫，自主进行消费税免税申报即可享受免税优惠，不需要办理免税备案手续。需要提醒的是，该公司应将捐赠中轻型商用客车用于防疫的相关证明材料留存，以备查验。

67. 受疫情影响较大的困难行业企业需提供哪些证明资料

问：受疫情影响较大的困难行业，需要企业提供什么证明材料，以证明受到疫情的较大影响呢?

答：按行业性质自行判断。根据财政部　税务总局公告2020年第8号文件第四条规定，困难行业企业，包括交通运输、餐饮、住宿、旅游（指旅行社及相关服务、游览景区管理两类）四大类，具体判断标准按照现行《国民经济行业分类》执行。困难行业企业2020年度主营业务收入须占收入总额（剔除不征税收入和投资收益）的50%以上。因此，纳税人自行判断是否属于困难行业企业，且主营业务收入占比符合要求。

2020年度发生亏损享受亏损结转年限由5年延长至8年政策的，应在2020年度企业所得税汇算清缴时，通过电子税务局提交《适用延长亏损结转年限政策声明》。纳税人应在《适用延长亏损结转年限政策声明》填入纳税人名称、纳税人识别号（统一社会信用代码）、所属的具体行业三项信息，并对其符合政策规定、主营业务收入占比符合要求、勾选的所属困难行业等信息的真实性、准确性、完整性负责。

四、征收管理

68. 受疫情影响，申报纳税期限是否会延长

问： 某企业受疫情影响导致会计人员因隔离而无法及时申报纳税，纳税申报期限是否会延长？

答： 纳税申报期延长。根据《国家税务总局 关于明确2020年5月纳税申报期限有关事项的通知》（税总函〔2020〕73号）第一、第二条规定，5月份纳税申报期限延长至5月22日，纳税人、扣缴义务人受疫情影响，在2020年5月份纳税申报期限内办理申报仍有困难的，可以依法向税务机关申请办理延期申报。

69. 申报纳税期延期后，纳税人是否需要在原申报纳税期限之前报送增值税发票数据

问：某企业受疫情影响无法及时申报纳税，在申报纳税期延期后，企业是否需要在原申报纳税期限之前报送增值税发票数据？

答：不需要。根据《国家税务总局关于优化纳税缴费服务配合做好新型冠状病毒感染肺炎疫情防控工作的通知》（税总函〔2020〕19号）第二条规定，税务机关将提前采取相应措施，确保申报纳税期限延长后，纳税人的税控设备能够正常使用，增值税发票能够正常领用和开具。为此，纳税人可以根据自身实际情况，在延长后的申报纳税期限之前，登录增值税发票税控开票软件并完成增值税发票数据报送，即可正常领用和开具增值税发票。

70. 受疫情影响生产经营发生严重困难的企业是否可以申请延期缴纳税款

问：某企业因受疫情影响导致生产经营发生严重困难，企业是否可以申请延期缴纳税款？

答：可以。根据《中华人民共和国税收征收管理法》（中华人民共和国主席令第49号）第三十一条规定，纳税人、扣缴义务人按照法律、行政法规规定或者税务机关依照法律、行政法规的规定确定的期限，缴纳或者解缴税款。纳税人因有特殊困难，不能按期缴纳税款的，经省、

自治区、直辖市税务局批准，可以延期缴纳税款，但是最长不得超过三个月。《中华人民共和国税收征收管理法实施细则》（中华人民共和国国务院令第666号）第四十一条规定，纳税人有下列情形之一的，属于税收征管法第三十一条所称特殊困难：（一）因不可抗力，导致纳税人发生较大损失，正常生产经营活动受到较大影响的；（二）当期货币资金在扣除应付职工工资、社会保险费后，不足以缴纳税款的。

因此，纳税人因疫情生产经营活动受到严重影响，经省、自治区、直辖市税务局批准，可以延期缴纳税款。

71. 疫情期间如何办理出口退税备案

问：某设备制造公司，与一家境外企业合作新项目，拟出口一批货物，需要申请出口退（免）税备案，以便申报办理出口退税，但因疫情期间交通不便，无法前往税务机关办理，该如何操作才能办理退税?

答：可登录电子税务局办理。根据《国家税务总局关于支持新型冠状病毒感染的肺炎疫情防控有关税收征收管理事项的公告》（国家税务总局公告2020年第4号）规定，疫情防控期间，公司可以通过电子税务局、标准版国际贸易“单一窗口”出口退税申报平台等提交电子数据后，即可申请办理出口退（免）税备案，无需前往税务机关报送纸质资料。税务机关审核电子数据无误后即可为该公司办理备案，并会尽快通过网络将办理结果告知该公司。该公司收到备案办理结果后，即可继续通过电子税务局、标准版国际贸易“单一窗口”出口退税申报平台等提交电子数据，进行出口退（免）税申报。

72. 疫情期间无法及时收汇，能否继续办理退（免）税

问：某技术公司2019年与一家境外公司签订了软件开发合同，并已于2019年12月份完成了软件开发并交付给对方。2020年1月，境外公司提出对软件部分功能进行修改的需求，因疫情原因，该技术公司短期内无法完成修改功能的软件开发测试工作，因此，对方无法向该公司付汇，可能造成该公司无法在规定的期限内收汇，该公司能继续办理退（免）税吗?

答：可以。根据《国家税务总局关于支持新型冠状病毒感染的肺炎疫情防控有关税收征收管理事项的公告》（国家税务总局公告2020年第4号）第五条规定，因疫情影响，纳税人无法在规定期限内收汇的，待收汇后即可向主管税务机关申报办理退（免）税。因此，该公司即使直到2020年4月份仍未收到外汇，今后办理收汇后，即可按照现行规定申报出口退（免）税。

73. 疫情期间如何办理《出口货物退运已补税(未退税)证明》

问：某设备制造公司，2019年出口销售给国外的一批货物，因为

质量原因近期被退回，需要税务机关出具《出口货物退运已补税（未退税）证明》后，再去海关办理退运手续，上述货物还未申报出口退（免）税，应该如何办理?

答：可登录电子税务局办理。根据《国家税务总局关于支持新型冠状病毒感染的肺炎疫情防控有关税收征收管理事项的公告》（国家税务总局公告2020年第4号）第五条规定，疫情防控期间，纳税人通过电子税务局或者标准版国际贸易“单一窗口”出口退税平台等提交电子数据后，即可申请办理出口退（免）税相关证明。

因此，可以通过电子税务局、标准版国际贸易“单一窗口”出口退税申报平台等提交“退运已补税（未退税）证明申请表”的电子数据，税务机关审核通过后，会尽快出具《出口货物退运已补税（未退税）证明》，并通过网络将办理结果反馈公司。

如果在海关办理退税手续时，需要提供纸质《出口货物退运已补税（未退税）证明》，可以联系主管税务机关，主管税务机关会将纸质资料邮寄到公司指定地址。

74. 税务机关在“非接触式”办税缴费方面有哪些举措

问：税务机关在“非接触式”办税缴费方面有哪些举措?

答：根据《国家税务总局关于充分发挥税收职能作用助力打赢疫

情防控阻击战若干措施的通知》（税总发〔2020〕14号）规定，（四）明确网上办税缴费事项。税务总局梳理和发布涉税事项网上办理清单。各地税务机关要积极告知纳税人、缴费人凡是清单之内的事项均可足不出户、网上办理，不得自行要求纳税人、缴费人到办税服务厅或政务服务大厅办理清单列明的相关业务。（五）拓展网上办税缴费范围。各地税务机关要按照“尽可能网上办”的原则，在税务总局发布清单的基础上，结合本地实际，积极拓展丰富网上办税缴费事项，实现更多业务从办税服务厅向网上转移，进一步提高网上办理率。（六）优化网上办税缴费平台。加强电子税务局、手机APP等办税缴费平台的运行维护和应用管理，确保系统安全稳定。优化电子税务局与增值税发票综合服务平台对接的相关应用功能，进一步方便纳税人网上办理发票业务。拓展通过电子税务局移动端利用第三方支付渠道缴纳税费业务，为纳税人、缴费人提供更多的“掌上办税”便利。（七）强化线上税费咨询服务。增强12366纳税服务热线咨询力量配备，确保接线通畅、解答准确、服务优质。制作疫情防控税收热点问题答疑，及时向纳税人、缴费人推送。积极借助12366纳税服务平台、主流直播平台等，通过视频、语音、文字等形式与纳税人、缴费人进行实时互动交流，及时回应社会关切。（八）丰富多元化非接触办理方式。各地税务机关在拓展网上线上办税缴费服务的同时，要积极为纳税人、缴费人提供其他非接触式办税缴费渠道。不断拓宽“网上申领、邮寄配送”发票、无纸化方式申报出口退（免）税以及通过传真、邮寄、电子方式送达资料等业务范围，扩大非接触办税缴费覆盖面。

75. 税务机关对办税缴费服务场所有哪些安全防护措施

问：税务机关对办税缴费服务场所有哪些安全防护措施？

答：根据《国家税务总局关于充分发挥税收职能作用助力打赢疫情防控阻击战若干措施的通知》（税总发〔2020〕14号）规定，（九）确保安全办理。严格做好办税缴费服务场所（包括自助办税终端区域）的体温检测、室内通风、卫生防疫、清洁消毒等工作，在做好一线工作人员安全防护的同时，主动为纳税人、缴费人提供纸巾、洗手液等基本防护用品。科学规划办税服务厅进出路线和功能区域设置，保持人员之间安全距离。积极争取当地卫生防疫部门的支持，出现紧急情况及时妥善处理。对办税缴费服务场所的安全防护措施，以适当方式明确告知纳税人、缴费人，确保安心放心办税缴费。

76. 为做好疫情防控工作，税务机关是否会拓展预约办理、容缺办理等措施

问：为做好疫情防控工作，税务机关是否会拓展预约办理、容缺办理等措施？

答：根据《国家税务总局关于充分发挥税收职能作用助力打赢疫情防控阻击战若干措施的通知》（税总发〔2020〕14号）规定，（十二）拓展预约办理。全面梳理分析辖区内纳税人、缴费人办税缴费情况，主动问需，主动对接。对确需到办税服务厅办理业务的，主动提供预约服务，合理安

排办理时间。办税服务厅每天要根据人员流量情况和业务紧急程度，及时加强与纳税人、缴费人的电话、微信联系沟通，提示其错峰办理，千方百计减少人员集聚。（十三）推行容缺办理。对纳税人、缴费人到办税服务厅办理涉税事宜，提供的相关资料不齐全但不影响实质性审核的，经纳税人、缴费人做出书面“补正承诺”后，可暂缓提交纸质资料，按正常程序为其办理。

77. 受疫情影响逾期申报或逾期报送相关资料的，是否会受到行政处罚，从而影响纳税信用

问：某企业因受疫情影响导致逾期申报或逾期报送相关资料，是否会受到行政处罚，从而影响纳税信用？

答：不会影响。《国家税务总局关于进一步延长2020年2月份纳税申报期限有关事项的通知》（税总函〔2020〕27号）第二条规定，受疫情影响到2月28日仍无法办理纳税申报或延期申报的纳税人，可在及时向税务机关书面说明正当理由后，补办延期申报手续并同时办理纳税申报。税务机关依法对其不加收税款滞纳金、不给予行政处罚、不调整纳税信用评价、不认定为非正常户。纳税人应对其书面说明的正当理由的真实性负责。

78. 如何认定逾期申报

问：《国家税务总局关于充分发挥税收职能作用助力打赢疫情防控

阻击战若干措施的通知》（税总发〔2020〕14号）规定的“逾期申报”是指按征管法规定向税务机关申请延期并且核准后的逾期申报，还是指未按规定期限进行纳税申报导致的逾期申报？

答：税总发〔2020〕14号文件中的“逾期申报”是指纳税人未按规定期限进行纳税申报导致的逾期申报。

79. 受疫情影响较大的困难行业企业如何判定

问：受疫情影响较大的困难行业企业如何判定？

答：《财政部 税务总局关于支持新型冠状病毒感染的肺炎疫情防控有关税收政策的公告》（财政部 税务总局公告2020年第8号）第四条规定，困难行业企业，包括交通运输、餐饮、住宿、旅游（指旅行社及相关服务、游览景区管理两类）四大类，具体判断标准按照现行《国民经济行业分类》执行。困难行业企业2020年度主营业务收入须占收入总额（剔除不征税收入和投资收益）的50%以上。

80. 纳税人如何网上查询所申请的涉税事项的办理进度

问：受疫情影响，某企业决定不去办税服务厅办理涉税事项，如何在网上查询所申请的涉税事项的办理进度？

答：纳税人可登录电子税务局后通过选择“我要查询”，进入“办税进度及结果信息查询”，进行办税进度及结果查询。办税进度按状态分别显示为待提交、待受理、受理中、已退回、已作废、已完成等。

其中：“待提交”表示涉税事项申请尚未提交或提交后撤回；

“待受理”表示涉税事项申请已提交至税务机关，尚未受理；

“受理中”表示涉税事项申请已被税务机关受理，尚未终审；

“已退回”表示涉税事项申请不满足办理条件，税务机关不予受理或者退回纳税人补正资料；

“已作废”表示涉税事项申请由纳税人主动作废，或由于税务机关因各种原因不能正常办结作废；

“已完成”表示涉税事项申请满足办理条件，已完成办理。

81. 申请延期申报最长可延期多久

问：因为疫情影响，某公司决定申请延期申报，最长可以申请延期多久?

答：根据《国家税务总局 关于明确2020年5月纳税申报期限有关事项的通知（税总函〔2020〕73号）第一、第二条规定，5月份纳税申报期限延长至5月22日，纳税人、扣缴义务人受疫情影响，在2020年5月份纳税申报期限内办理申报仍有困难的，可以依法向税务机关申请办理延期申报，补办延期申报手续并同时办理纳税申报。税务机关依法对其不加收税款滞纳金、不给予行政处罚、不调整纳税信用评价、不认定为非正常户。纳税人应对其书面说明的正当理由的真实性负责。各省税务机关结合实际情况，进一步明确补办延期申报手续的时限，优化办理流程。执行中遇到的问题，请及时向税务总局（征管科技司）报告。因此，企业有特殊情况，可以按照实际需求申请延长期限，由主管税务机关根据纳税人实际情况确定核准延期申报的延长期限。

82. 疫情期间企业房产税减免需要如何办理

问：疫情期间杭州市某企业生产经营发生重大问题导致纳税困难，房产税减免需要如何办理?

答：疫情期间国家鼓励各地方对经营困难企业减免房产税，视地方优惠政策而定，如根据《中共杭州市委 杭州市人民政府关于严格做好疫情防控帮助企业复工复产的若干政策》第五条规定，对承租市属及以下国有经营用房的企业和个体工商户，免收2、3月份房租。对租用其他经营用房的，鼓励业主（房东）为租户减免租金，对免租金2个月以上的，政府按免租金月份数给予房产税、城镇土地使用税减免。

企业登录电子税务局后，可通过【我要办税】模块里点击【税收减免】—【税收减免优惠审批】，选择要申请减免的征收项目【企业纳税困难减免房产税】后点击【下一步】。选择减免【有效期起】和【有效期止】、【减免性质名称】、【征收品目】和【减免征类型】，录入减征额度。

点击【附送资料】上传相应申请材料后【保存】和【下一步】提交申请。条件报送的容缺材料和纸质申请材料提交时间主管税务机关将视疫情情况另行通知。

注意：（1）减免“有效期起”和“有效期止”根据实际录入，可以选择月、季或者部分月份；（2）“减免征类型”选择“减征”，录入房产税申请减免的总额度，为从价计征和从租计征应纳税款的总和。征收品目只需选择一项进行申请。

纳税人可在【事项办理】的【事项进度管理】里查看受理进度。

83. 企业符合什么条件可以延期缴纳税款

问：企业符合什么条件可以延期缴纳税款?

答：根据《中华人民共和国税收征收管理法》（中华人民共和国主席令第49号）第三十一条规定，纳税人、扣缴义务人按照法律、行政法规规定或者税务机关依照法律、行政法规的规定确定的期限，缴纳或者解缴税款。纳税人因有特殊困难，不能按期缴纳税款的，经省、自治区、直辖市税务局批准，可以延期缴纳税款，但是最长不得超过三个月。根据《中华人民共和国税收征收管理法实施细则》（中华人民共和国国务院令第362号）第四十一条规定，纳税人有下列情形之一的，属于税收征管法第三十一条所称特殊困难：（一）因不可抗力，导致纳税人发生较大损失，正常生产经营活动受到较大影响的；（二）当期货币资金在扣除应付职工工资、社会保险费后，不足以缴纳税款的。

84.《国家税务总局关于充分发挥税收职能作用助力打赢疫情防控阻击战若干措施的通知》中提到的小微企业具体范围是什么

问：《国家税务总局关于充分发挥税收职能作用助力打赢疫情防控

阻击战若干措施的通知》（税总发〔2020〕14 号）中提到的小微企业具体范围是什么?

答：《国家税务总局关于充分发挥税收职能作用助力打赢疫情防控阻击战若干措施的通知》（税总发〔2020〕14 号）中所述“小微企业”是指符合《工业和信息化部 国家统计局 国家发展和改革委员会 财政部关于印发中小企业划型标准规定的通知》（工信部联企业〔2011〕300 号）中小微企业标准的企业。

工业企业的具体规定为：从业人员 1000 人以下或营业收入 40000 万元以下的为中小微型企业。其中，从业人员 300 人及以上，且营业收入 2000 万元及以上的为中型企业；从业人员 20 人及以上，且营业收入 300 万元及以上的为小型企业；从业人员 20 人以下或营业收入 300 万元以下的为微型企业。

85. 疫情期间，出口企业是否必须实地核查

问：在疫情期间，出口企业如果有的业务需要实地核查，为避免接触和人流聚集，是否可以推迟实地核查?

答：根据《国家税务总局关于做好新型冠状病毒感染的肺炎疫情防控期间出口退（免）税有关工作的通知》（税总函〔2020〕28 号）第三条第二点规定，在疫情防控期间，需要实地核查的出口退税业务分三种情况处理：

一、如果企业首次申报的退（免）税业务，累计申报的应退（免）税额未超过限额，经本级税务机关负责人确认可先行审核办理退（免）税；累计申报的应退（免）税额超过限额的，超过限额的部分暂不办理退（免）

税。审核办理退（免）税时，对于系统提示的实地核查疑点，应在进行《出口退（免）税实地核查报告》相关疑点处理时，在核查结论中选择“核查通过”，核查结论说明中标识“疫情”字样。

需要说明的是，首次申报出口退（免）税的范围包括：外贸企业首次申报退（免）税；生产企业首次申报退（免）税；外贸综合服务企业首次申报退（免）税；委托代办退税但未进行首次申报实地核查的生产企业；纳税人变更退（免）税办法后首次申报退（免）税。

二、其他按照现行规定需实地核查通过才能办理的出口退（免）税，除管理类别为四类的出口企业以及经审核无法排除涉嫌骗税疑点的情形外，经省级税务机关同意，可以比照第一类执行。

三、管理类别为四类的出口企业以及经审核无法排除涉嫌骗税疑点的出口退（免）税申报，经本级税务机关负责人确认，可以暂不开展实地核查，相应退（免）税暂不办理。

86. 疫情期间，企业的出口退税业务未实地核查，在疫情结束后税务机关和企业应该如何处理

问：按照税总函〔2020〕28号文件的规定，在疫情期间出口退税业务应当实地核查，但是没有实地核查的，在疫情结束后税务机关和企业应该怎么处理?

答：根据《国家税务总局关于做好新型冠状病毒感染的肺炎疫情防控期间出口退（免）税有关工作的通知》（税总函〔2020〕28号）第七条规定，对因疫情影响未能进行实地核查的出口退（免）税申报业务，

在疫情防控期结束后，税务机关应及时开展实地核查或当面约谈等调查评估工作，并根据核查和评估情况按照现行规定进行处理。纳税人按规定需实地核查通过后办理的退（免）税业务，已经按照非接触调查评估办理退（免）税，但经实地核查后属于按规定不予办理退（免）税情形的，应追回已退（免）税款。

对受疫情影响尚未完成核查工作的调查函，在疫情防控期结束后，税务机关应抓紧有序开展实地核查工作，并根据核查结果及时复函。

87. 在疫情防控期间，企业出口业务需要报送的纸质资料暂时未报，疫情防控结束后应该如何补报

问：在疫情防控期间，某公司出口业务需要报送的纸质资料暂时没有报，疫情防控结束后应该如何补报？

答：疫情结束后，税务机关应当通知企业在疫情结束后的第二个增值税纳税申报期结束前，按照现行规定补报应报送的纸质申报表单及资料。

如果发现企业未按规定补报，或者报送资料不符合规定的，应通知纳税人限期补正；纳税人未在规定期限内补正，或者补正后的资料仍不符合规定的，按照以下要求处理：

（1）已完成备案、备案变更的，按规定撤销备案、备案变更；已办理退（免）税的，应当追回退（免）税款。尚未完成备案、备案变更的，按照现行规定处理。

（2）已开具证明的，按规定作废证明；已办理退（免）税的，应

当追回退（免）税款。尚未开具相关证明的，按照现行规定处理。

（3）已办理退（免）税的，应当追回退（免）税款。未办理退（免）税和涉嫌骗取出口退（免）税的，按照现行规定处理。

因此，该公司应在疫情结束后的第二个增值税纳税申报期结束前及时、准确、完整地补报相关资料，以免对该公司的出口退（免）税造成影响。

88. 负责出口退税业务税务机关已经发函，但是对方税务机关由于疫情影响暂时无法复函，这笔业务是否需要及时复函

问：某公司出口退税业务税务机关已经发函，但是对方税务机关由于疫情影响暂时无法复函，这笔业务现在是否要及时复函?

答：根据《国家税务总局关于做好新型冠状病毒感染的肺炎疫情防控期间出口退（免）税有关工作的通知》（税总函〔2020〕28号）第四条规定，疫情防控期间，对于疫情防控前已完成核查工作的调查函，应按规定及时复函。对于疫情防控前尚未完成核查工作的调查函，经本级税务机关负责人确认，可暂停因复函开展的下户核查工作。如受疫情影响导致无法按时复函的，应在规定时限内回复《延期复函说明》。

自2020年2月3日起至疫情防控结束前，各地税务机关因疫情影响，超期办结退（免）税或逾期复函的，不作为超期办理业务。

89. 在新型冠状肺炎病毒疫情防控期间，企业如何申领发票、代开发票

问： 在新型冠状肺炎病毒疫情防控期间，如果不能到办税服务厅，企业如何申领发票，如何代开发票?

答： 根据《国家税务总局关于优化纳税缴费服务配合做好新型冠状病毒感染肺炎疫情防控工作的通知》（税总函〔2020〕19号）规定：大力倡导纳税人采用“网上申领、邮寄配送”或自助终端办理的方式领用和代开发票。

因此，在新型冠状肺炎病毒疫情防控期间，建议选择通过登录电子税务局，在网上办理申领、代开发票，选择邮寄到家或者自助终端机的方式领用和代开发票。

登录电子税务局，点击【我要办税】——【发票使用】，进入“发票领用”界面，填写相应信息。事后可点击【发票领用进度查询】系统查询发票领用申请受理状态，选择申请日期起止时间点击【查询】按钮。

登录电子税务局，点击功能界面的【发票代开】——【代开增值税专用发票申请】，录入相应的发票信息，确认无误后提交。在【取票方式选择】下，有三种方式可供选择：自助终端打印、税局办税服务厅领取、EMS 邮寄。企业可以根据自身情况选择。

90. 符合免征增值税、消费税优惠是否需要备案？如何填写申报表

问： 适用《财政部　税务总局关于支持新型冠状病毒感染的肺炎疫情防控有关税收政策的公告》（财政部　税务总局公告2020年第8号）及《财政部　税务总局关于支持新型冠状病毒感染的肺炎疫情防控有关捐赠税收政策的公告》（财政部　税务总局公告2020年第9号）文件免征增值税、消费税优惠是否需要备案？如何填写申报表？

答： 《国家税务总局关于支持新型冠状病毒感染的肺炎疫情防控有关税收征收管理事项的公告》（国家税务总局公告2020年第4号）第二条规定：纳税人按照财政部　税务总局2020年第8号2020年第9号有关规定享受免征增值税、消费税优惠的，可自主进行免税申报，无需办理有关免税备案手续，但应将相关证明材料留存备查。

适用免税政策的纳税人在办理增值税纳税申报时，应当填写增值税纳税申报表及“增值税减免税申报明细表”相应栏次；在办理消费税纳税申报时，应当填写消费税纳税申报表及“本期减（免）税额明细表”相应栏次。

91. 适用企业所得税延长亏损结转年限政策的企业需要提交什么资料

问： 受疫情影响较大的困难行业企业按照财政部　税务总局公告

2020年第8号文件第四条规定，适用延长亏损结转年限政策的，需要提交资料吗?

答：需要。根据《国家税务总局关于支持新型冠状病毒感染的肺炎疫情防控有关税收征收管理事项的公告》（国家税务总局公告2020年第4号）第十条规定，受疫情影响较大的困难行业企业按照8号公告第四条规定，适用延长亏损结转年限政策的，应当在2020年度企业所得税汇算清缴时，通过电子税务局提交《适用延长亏损结转年限政策声明》。

92. 疫情防控重点保障物资生产企业享受一次性税前扣除政策如何进行申报

问：疫情防控重点保障物资生产企业购买相关设备，享受一次性税前扣除政策，如何进行申报?

答：（1）企业在预缴申报享受政策时，应填报“中华人民共和国企业所得税月（季）度预缴纳税申报表”A201020“固定资产加速折旧（扣除）优惠明细表”的“固定资产一次性扣除”行次相关数据。（2）企业在汇缴申报享受政策时，应填报“中华人民共和国企业所得税年度纳税申报表”A105080“资产折旧、摊销及纳税调整明细表”的“固定资产一次性扣除”行次相关数据。

93. 企业出口业务需要评估，目前企业还未复工，该评估应如何处理

问：某企业有一笔出口退（免）税业务需要评估，现在企业还未复工，评估工作应当如何处理？

答：根据《国家税务总局关于做好新型冠状病毒感染的肺炎疫情防控期间出口退（免）税有关工作的通知》（税总函〔2020〕28号）第三条规定，对于纳税人申报的出口退（免）税，按照现行规定需开展调查评估的，应采用案头分析、电话约谈、函调等“非接触式”方式进行调查评估，避免采用当面约谈、实地核查等“接触式”方式。调查评估中发现存在涉嫌骗取出口退税等重大疑点，经“非接触式”方式调查评估可以排除疑点的，按规定办理退（免）税；经“非接触式”方式调查评估无法排除疑点的，暂不办理退（免）税。

因此，该企业需要评估的出口退（免）税业务，由主管税务机关通过案头分析、电话约谈、函调等方式进行。

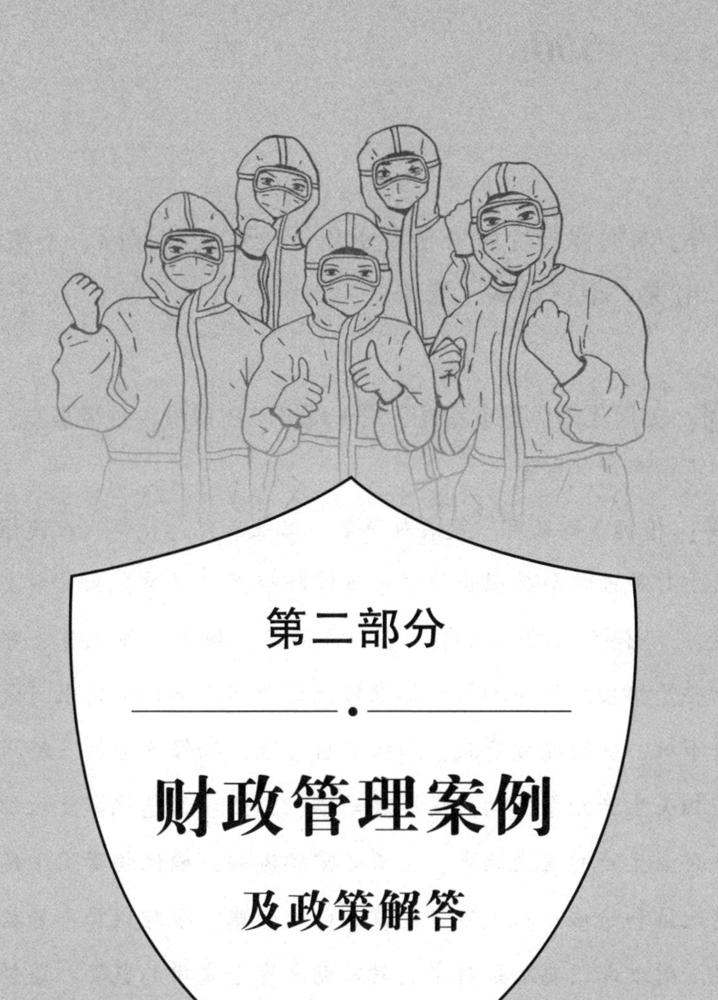

第二部分

财政管理案例

及政策解答

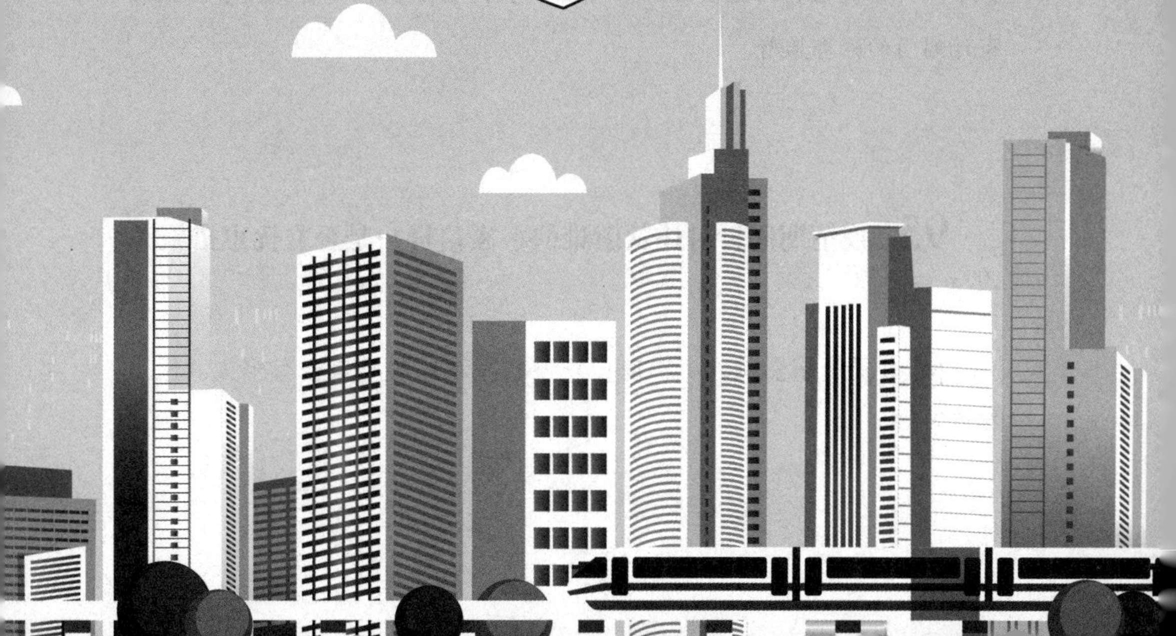

94. 如何保障优惠资金真正用于疫情防控保障，不被骗取、挪用，出现“跑冒滴漏”现象

问：如何保障优惠资金真正用于疫情防控保障，不被骗取、挪用，出现“跑冒滴漏”现象

答：根据《财政部　发展改革委　工业和信息化部　人民银行　审计署关于打赢疫情防控阻击战强化疫情防控重点保障企业资金支持的紧急通知》（财金〔2020〕5号）第四条第二点规定，各级有关部门和中央企业要严格按照程序和筛选标准报送企业名单和融资需求。金融机构要从严审批、从快发放贷款，加强贷后管理，确保资金第一时间用于疫情防控相关生产经营活动。发展改革委、工业和信息化部要跟踪监督重点保障企业生产的医用物资、生活必需品流向，确保物资用于疫情防控的重要地区和领域。人民银行要建立电子台账，跟踪监督再贷款资金使用情况。财政部门要加强对中央财政贴息资金安排的监管、监督。审计部门要加强对重点保障企业贴息贷款的审计监督，促进资金使用的公开、公平、公正。疫情防控重点保障企业和相关金融机构要自觉接受财政、审计部门的检查监督。

95. 疫情期间针对还款困难的小额信贷户是否有优惠措施

问：受疫情影响，小额信贷户还款困难，政府是否有相关的优惠措施?

答：根据《国务院扶贫办 中国银保监会关于积极应对新冠肺炎疫情影响切实做好扶贫小额信贷工作的通知》第一条规定，适当延长到期日在2020年1月1日后（含续贷、展期）、受疫情影响出现还款困难的贫困户扶贫小额信贷还款期限。延期最长不超过6个月，期间继续执行原合同条款，各项政策保持不变，同时简化业务流程手续。

96. 疫情对电影行业冲击巨大，国家是否有相关优惠政策执行

问：某电影院疫情期间受到巨大冲击，经营困难，收入萎缩，是否有相关优惠政策措施可以享受?

答：有。根据《财政部　税务总局关于电影等行业税费支持政策的公告》（财政部　税务总局公告2020年第25号）第一规定，对取得的电影放映服务收入免征增值税，并且第三条规定自2020年1月1日至2020年12月31日，免征文化事业建设费。但需要注意的是，本公告所称电影放映服务，是指持有《电影放映经营许可证》的单位利用专业的电影院放映设备，为观众提供的电影视听服务。

97. 疫情期间针对经营困难的个体工商户有哪些优惠扶持政策

问：受疫情影响严重，部分个体工商户存在暂时失去收入来源，到期还款困难的情况，对经营困难个体户是否有相应的优惠扶持政策?

答：根据《市场监管总局 发展改革委 财政部 人力资源社会保障部 商务部 人民银行关于应对疫情影响　加大对个体工商户扶持力度的

指导意见》（国市监注〔2020〕38号）第二条规定，对受疫情影响严重、到期还款困难以及暂时失去收入来源的个体工商户，灵活调整还款安排，合理延长贷款期限，不得盲目抽贷、断贷、压贷。引导金融机构增加3000亿元低息贷款，定向支持个体工商户。减免社保费用。有雇工的个体工商户以单位方式参加企业职工养老保险、失业保险、工伤保险的，参照《人力资源社会保障部财政部 税务总局关于阶段性减免企业社会保险费的通知》（人社部发〔2020〕11号）中的企业享受单位缴费减免和缓缴政策。个体工商户以个人身份自愿参加企业职工基本养老保险或居民养老保险的，可在年内按规定自主选择缴费基数（档次）和缴费时间。对受疫情影响无法按时办理参保登记的个体工商户，允许其在疫情结束后补办登记，不影响参保人员待遇。对承租行政事业单位房屋资产、政府创办创业园、孵化园、商品交易市场、创业基地和国有企业出租的经营用房的个体工商户，鼓励各地结合实际情况进行租金减免。承租其他经营用房或摊位的，各地可以结合实际出台相关优惠、奖励和补贴政策，鼓励业主为租户减免租金。

98. 疫情防控重点保障企业的具体范围

问：《财政部 发展改革委 工业和信息化部 人民银行 审计署关于打赢疫情防控阻击战 强化疫情防控重点保障企业资金支持的通知》中提到的疫情防控重点保障企业具体范围是什么？

答：根据《财政部 发展改革委 工业和信息化部 人民银行 审计署关于打赢疫情防控阻击战 强化疫情防控重点保障企业资金支持的紧急

通知》（财金〔2020〕5号）第一条规定，支持具体范围包括：

（1）生产应对疫情使用的医用防护服、隔离服、医用及具有防护作用的民用口罩、医用护目镜、新型冠状病毒检测试剂盒、负压救护车、消毒机、消杀用品、红外测温仪、智能监测检测系统和相关药品等重要医用物资企业；

（2）生产上述物资所需的重要原辅材料生产企业、重要设备制造企业和相关配套企业；

（3）生产重要生活必需品的骨干企业；

（4）重要医用物资收储企业；

（5）为应对疫情提供相关信息通信设备和服务系统的企业以及承担上述物资运输、销售任务的企业。

99. 疫情防控重点保障企业如何申请

问：疫情防控重点保障企业如何申请？

答：根据《财政部 发展改革委 工业和信息化部 人民银行 审计署关于打赢疫情防控阻击战 强化疫情防控重点保障企业资金支持的紧急通知》（财金〔2020〕5号）第一条规定，各省级发展改革、工业和信息化部门负责审核汇总本地区疫情防控重点保障企业名单，报发展改革委、工业和信息化部。中央企业可由相关行业主管部门或直接向发展改革委、工业和信息化部提出申请。发展改革委、工业和信息化部根据疫情防控物资调拨需要，研究确定全国疫情防控重点保障企业名单。

湖北省和浙江省、广东省、河南省、湖南省、安徽省、重庆市、江西省、北京市、上海市等省份，可根据疫情防控工作需要，自主建立本地区的疫情防控重点保障企业名单，由省级发展改革、工业和信息化部门报发展改革委、工业和信息化部备案。

上述地区对疫情防控物资保障有重要作用的重点医用物资、生活必需品生产企业，未纳入名单前可按照急事急办、特事特办原则，先向金融机构申请信贷支持，在金融机构审核的同时，及时向省级发展改革、工业和信息化部门申请纳入名单。

100. 疫情防控重点保障物资具体包括哪些

问：疫情防控重点保障物资具体包括哪些？

答：《财政部　税务总局关于支持新型冠状病毒感染的肺炎疫情防控有关税收政策的公告》（财政部　税务总局公告2020年第8号）第三条规定，对纳税人运输疫情防控重点保障物资取得的收入，免征增值税。疫情防控重点保障物资的具体范围，由国家发展改革委、工业和信息化部确定。

工业和信息化部2月14日确定了疫情防控重点保障物资清单中医疗应急保障物资的具体范围，公布了疫情防控重点保障物资（医疗应急）清单。运输企业运输清单中疫情防控重点保障物资可以免征增值税。需要提醒企业注意的是，工信部明确清单将视疫情防控需要进行动态调整，因此，企业需及时关注调整情况。

101. 因疫情的影响而采取远程审计的，企业可采取哪些方式提供资料

问：某企业2019年年报审计工作尚未完成，因新冠病毒的广泛影响，各地疫情防控措施的严格推进，中介机构实施远程审计，企业可采取哪些方式提供资料？

答：企业可采取非现场方式提供资料，例如：

（1）第三方直接向注册会计师提供。例如银行对账单，可由从事审计工作的会计师事务所与公司共同出具证明文件，在保证客户信息保密的前提下，将公司的银行对账单由银行直接通过电子邮件或其他有保障的非现场的方式提交给审计机构。例如，对于无法取得审计原件的，可以协调公证机构或律师进行公证或见证。

（2）公司提供音频、视频等替代资料。例如：重大有形资产视频监控、远程视频访谈、视频或电话会议记录、视频沟通记录等录音、录屏资料。

（3）对于通过电子交换方式取得的审计证明文件，允许在可追溯可验证的条件下，以电子文件方式确认审计证据。

102. 由中介机构实施远程审计的，企业应当注意哪些事项

问：近期某企业需要中介机构出具各类鉴证报告，但因新冠病毒的广泛影响，中介机构实施远程审计的，企业应注意哪些事项？

答：企业主要应当注意如下事项：

（1）采取适当措施确保公司数据信息安全。例如：应尽可能避免使用不加密的公共无线网络环境；收发邮件时应对所传输的相关重要或敏感文件进行加密处理；避免用微信、QQ 等社交媒体传送重要或敏感信息等。

（2）确认回函者的身份及其授权情况加强审计证据可靠性。例如：要求企业应使用企业工作邮箱（而非个人电子邮箱）发送注册会计师所需要的审计资料。

（3）及时核实审计证据不一致的情况。例如：远程审计获取的电子审计证据与原件核对不一致的原因。

103. 在远程审计情况下，对于无法完成的审计环节应当如何处理

问：因新冠病毒的广泛影响，中介机构实施远程审计获取大部分审计证据，但部分审计环节仍然远程无法完成，企业应当如何处理？

答：远程审计方式不能适用于审计工作全过程，在出具审计报告前必须追加必要的现场审计工作。企业应在当地疫情有所缓解且具备实施现场审计条件时第一时间联系注册会计师，以尽快实施并完成所有必要的现场审计工作。例如：观察被审计单位经营场所、检查文件单据原件、检查实物资产等。

104. 承租方在享受免租金政策时，账务上应如何处理

问：某企业的部分厂房从国有企业租入，而政府发文要求国企类房东（如招商局、国企房产等）对承租方的房租进行减免，承租方对房租减免，应作为房租费的冲减，还是政府补助？

答：虽然是政府主导，但租户并未直接从政府取得经济资源，而是通过与作为出租人的国企修订原租赁合同，实现了租金减免，因此，应按照租约变更进行会计处理。

由于被审计单位为经营租赁方式的出租人，根据《企业会计准则第21号——租赁》第四十九条规定："经营租赁发生变更的，出租人应当自变更生效日起将其作为一项新租赁进行会计处理，与变更前租赁有关的预收或应收租赁收款额应当视为新租赁的收款额。"即自与承租人就减免租金达成一致开始，应视为一项新的租赁合同，依据修改后租赁合同的总租金在剩余租赁年限内按直线法摊销确认各期租金收入，即免租的租金应在剩余租赁期内摊销，减少剩余租赁期内的租金收入。虽然此次租金减免的原因特殊，但也应按这一原则处理。

后续如果政府对减免租金的损失予以全部或部分补助的，则对收到的补助资金，同样在剩余租赁期内按直线法分摊，确认为各期的其他收益。

在实务中，建议尽可能合理估计需减免租金的时间长度，如果确实无法合理估计的，目前暂按根据政府要求减免后的实际当月租金确认租金收入。

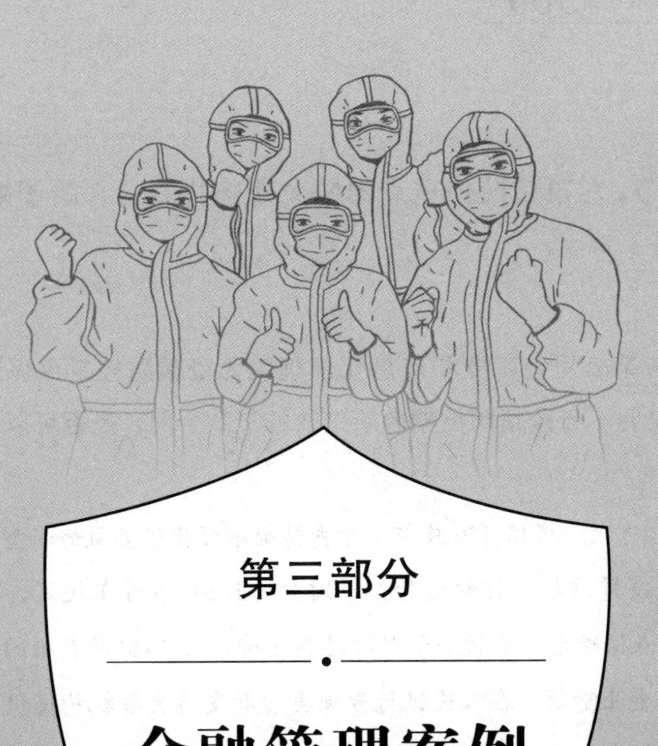

第三部分

金融管理案例

及政策解答

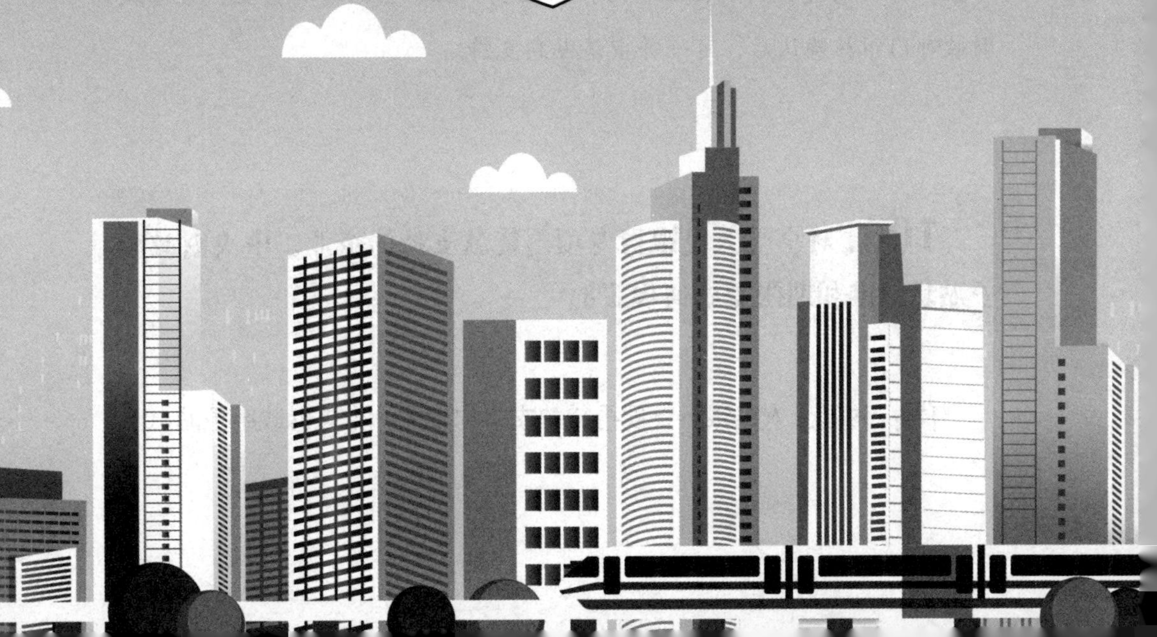

105. 对疫情防控重点保障企业的贷款是否给予财政贴息支持

问： 某公司经工业和信息化部确定为疫情防控重点保障企业，2020 年 2 月 1 日疫情防控期内新生效的贷款合同，是否可以获得财政贴息支持?

答： 可以。根据《财政部关于支持金融强化服务做好新型冠状病毒感染肺炎疫情防控工作的通知》（财金〔2020〕3 号）规定，一、对疫情防控重点保障企业贷款给予财政贴息支持。对 2020 年新增的疫情防控重点保障企业贷款，在人民银行专项再贷款支持金融机构提供优惠利率信贷的基础上，中央财政按人民银行再贷款利率的 50% 给予贴息，贴息期限不超过 1 年，贴息资金从普惠金融发展专项资金中安排。（一）经发展改革委、工业和信息化部等部门确定的疫情防控重点保障企业，可凭借 2020 年 1 月 1 日后疫情防控期内新生效的贷款合同，中央企业直接向财政部申请，地方企业向所在地财政部门申请贴息支持。对支持疫情防控工作作用突出的其他卫生防疫、医药产品、医用器材企业，经省级财政部门审核确认后，可一并申请贴息支持。

106. 对享受人民银行专项再贷款支持的企业，中央财政给予贴息标准和期限是如何规定的

问： 对享受人民银行专项再贷款支持的企业，中央财政给予贴息支

持，贴息的标准和期限是如何规定的?

答：按企业实际获得贷款利率的50%进行贴息，贴息期限不超过1年。根据《财政部　发展改革委　工业和信息化部　人民银行　审计署关于打赢疫情防控阻击战强化疫情防控重点保障企业资金支持的紧急通知》（财金〔2020〕5号）规定，在人民银行专项再贷款支持金融机构提供优惠利率信贷支持的基础上，中央财政按企业实际获得贷款利率的50%进行贴息。贴息期限不超过1年。

107. 可享受“人民银行专项再贷款 + 中央财政贴息”政策的范围包括哪些

问：某公司未纳入国家发改委和工信部确定的疫情防控重点保障企业名单，是否可享受“人民银行专项再贷款 + 中央财政贴息”政策?

答：不可以。根据《财政部　发展改革委　工业和信息化部　人民银行　审计署关于打赢疫情防控阻击战强化疫情防控重点保障企业资金支持的紧急通知》（财金〔2020〕5号）规定，一、规范疫情防控重点保障企业名单管理。（一）支持范围。发展改革委、工业和信息化部对以下疫情防控重点保障企业实施名单制管理：1. 生产应对疫情使用的医用防护服、隔离服、医用及具有防护作用的民用口罩、医用护目镜、新型冠状病毒检测试剂盒、负压救护车、消毒机、消杀用品、红外测温仪、智能监测检测系统和相关药品等重要医用物资企业；2. 生产上述物资所需的重要原辅材料生产企业、重要设备制造企业和相关配套企业；3. 生产重要生活必需品的骨干企业；4. 重要医用物资收储企业；5. 为应对疫情提供相关信息通信设备和服务系统的企业以及承担上述物资运输、销售任务的企业。（二）名单申报流程。各省级发展改革、工业和信息化部门负责审核汇总本地区疫情防控重点保障企业名单，报发展改革委、工业和信息化部。中央企业可由相关行业主管部门或直接向发展改革委、工业和信息化部提出申请。发展改革委、工业和信息化部根据疫情防控物资调拨需要，研究确定全国疫情防控重点保障企业名单（以下简称全国性名单）。湖北省和浙江省、广东省、河南省、湖南省、安徽省、重庆市、江西省、北京市、上海市等省份，可根据疫情防控工作需要，自主建立本地区的疫情防控重点保障企业名单（以下简称地方性名单），由省级发展改革、工业和信息化部门报发展改革委、工业和信息化部备案。上述地区对疫情防控物资保障有重要作用的重点医用物资、生活必需品生产企业，未纳入名单前可按照急事急办、特事特办原则，先向金融机构申请信贷支持，在金融机构审核的同时，及时向省级发展改革、工业和信息化部门申请纳入名单。因此，企业拟纳入疫情防控重点保障企业名单需经发展改革委、工业和信息化部研究确定。

108. 疫情防控重点保障企业拟享受人民银行专项再贷款政策，哪些金融机构可以使用人民银行专项再贷款

问：某公司属于疫情防控重点保障企业，拟享受人民银行专项再贷

款政策，可以向哪些金融机构申请使用?

答：开发银行、进出口银行、农业发展银行、工商银行、农业银行、中国银行、建设银行、交通银行、邮政储蓄银行等9家全国性银行。根据《财政部 发展改革委 工业和信息化部 人民银行 审计署关于打赢疫情防控阻击战强化疫情防控重点保障企业资金支持的紧急通知》（财金〔2020〕5号）规定，二、通过专项再贷款支持金融机构加大信贷支持力度。（一）发放对象。人民银行向相关全国性银行和疫情防控重点地区地方法人银行发放专项再贷款，支持其向名单内企业提供优惠贷款。发放对象包括开发银行、进出口银行、农业发展银行、工商银行、农业银行、中国银行、建设银行、交通银行、邮政储蓄银行等9家全国性银行，以及疫情防控重点地区的部分地方法人银行。全国性银行重点向全国性名单内的企业发放贷款，地方法人银行向本地区地方性名单内企业发放贷款。

109. 专项再贷款如何发放

问：金融机构对于符合条件的企业申请专项再贷款应如何发放?

答：根据《财政部 发展改革委 工业和信息化部 人民银行 审计署关于打赢疫情防控阻击战强化疫情防控重点保障企业资金支持的紧急通知》（财金〔2020〕5号）规定，二、通过专项再贷款支持金融机构加大信贷支持力度。（三）发放方式。专项再贷款采取“先贷后借”的报销制。金融机构按照风险自担原则对名单内企业自主决策发放优惠贷款，按日报告贷款进度，定期向人民银行申领专项再贷款资金。

110. 专项再贷款发放的资金用途有哪些规定

问：某公司属于疫情防控重点保障企业，对使用人民银行专项再贷款的资金有哪些规定？

答：根据《财政部　发展改革委　工业和信息化部　人民银行　审计署关于打赢疫情防控阻击战强化疫情防控重点保障企业资金支持的紧急通知》（财金〔2020〕5号）规定，四、切实加强应急保障资金监督管理。（一）确保专款专用。疫情防控重点保障企业要将金融机构提供的优惠信贷支持，全部用于疫情防控相关的生产经营活动，积极扩大产能、抓紧增产增供，服从国家统一调配，保障疫情防控相关重要医用物资、生活必需品平稳有序供给。

111. 挪用优惠信贷资金的后果会如何

问：某企业属于疫情防控重点保障企业，对人民银行专项再贷款的资金进行投资理财，会发生何种后果？

答：根据《财政部　发展改革委　工业和信息化部　人民银行　审计署关于打赢疫情防控阻击战强化疫情防控重点保障企业资金支持的紧急通知》（财金〔2020〕5号）规定，四、切实加强应急保障资金监督管理。（一）对于挪用优惠信贷资金用于偿还企业其他债务，或投资、理财等套利活动，未从事疫情防控相关生产经营活动，或对生产的物资不服从国家统一调配的企业，一经发现，取消享受优惠政策支持资格，追回中央财政贴息和优惠信贷资金，并按照有关规定追究相应责任。地方不配合国家对重要物资统一调配的，取消当地企业的相关政策支持。

112. 专项再贷款发放后，各部门对贷款后续如何监督

问：金融机构对专项再贷款发放后，各部门应当如何对发放单位使用资金实行监督?

答：根据《财政部　发展改革委　工业和信息化部　人民银行　审计署关于打赢疫情防控阻击战强化疫情防控重点保障企业资金支持的紧急通知》（财金〔2020〕5号）规定，四、切实加强应急保障资金监督管理。（二）加强监督管理。各级有关部门和中央企业要严格按照程序和筛选标准报送企业名单和融资需求。金融机构要从严审批、从快发放贷款，加强贷后管理，确保资金第一时间用于疫情防控相关生产经营活动。发展改革委、工业和信息化部要跟踪监督重点保障企业生产的医用物资、生活必需品流向，确保物资用于疫情防控的重要地区和领域。人民银行要建立电子台账，跟踪监督再贷款资金使用情况。财政部门要加强对中央财政贴息资金安排的监管、监督。审计部门要加强对重点保障企业贴息贷款的审计监督，促进资金使用的公开、公平、公正。疫情防控重点保障企业和相关金融机构要自觉接受财政、审计部门的检查监督。

113. 对疫情防控重点保障企业，享受了“人民银行专项再贷款 + 中央财政贴息”政策，是否还能享受优惠利率的信贷支持

问：某公司是疫情防控重点保障企业，已享受了“人民银行专项再贷款 + 中央财政贴息”政策，人民银行是否还支持金融机构提供优惠利率的信贷支持?

答：支持。根据《中国人民银行 财政部 银保监会 证监会 外汇局关于进一步强化金融支持防控新型冠状病毒感染肺炎疫情的通知》（银发〔2020〕29号）规定，（二）加大对疫情防控相关领域的信贷支持力度。在疫情防控期间，人民银行会同发展改革委、工业和信息化部对生产、运输和销售应对疫情使用的医用防护服、医用口罩、医用护目镜、新型冠状病毒检测试剂盒、负压救护车、消毒机、84消毒液、红外测温仪和相关药品等重要医用物资，以及重要生活物资的骨干企业实行名单制管理。人民银行通过专项再贷款向金融机构提供低成本资金，支持金融机构对名单内的企业提供优惠利率的信贷支持。

114. 对已发放的个人创业担保贷款，借款人患新型冠状病毒感染肺炎的，是否可向贷款银行申请展期还款

问：个人向贷款银行申请的创业担保贷款，因不幸感染新型冠状病毒肺炎，是否可以向贷款银行申请展期还款?

答：可以。《财政部关于支持金融强化服务做好新型冠状病毒感染肺炎疫情防控工作的通知》（财金〔2020〕3号）规定，二、加大对受

疫情影响个人和企业的创业担保贷款贴息支持力度。对已发放的个人创业担保贷款，借款人患新型冠状病毒感染肺炎的，可向贷款银行申请展期还款，展期期限原则上不超过1年。

115. 在疫情期间，哪些企业可以申请延期还款

问：在疫情期间，哪些企业可以申请延期还款？

答：对受疫情影响严重的批发零售、住宿餐饮、物流运输、文化旅游等行业，以及有发展前景但受疫情影响暂遇困难的企业。根据《中国人民银行 财政部 银保监会 证监会 外汇局关于进一步强化金融支持防控新型冠状病毒感染肺炎疫情的通知》（银发〔2020〕29号）规定，（三）为受疫情影响较大的地区、行业和企业提供差异化优惠的金融服务。对受疫情影响较大的批发零售、住宿餐饮、物流运输、文化旅游等行业，以及有发展前景但受疫情影响暂遇困难的企业，特别是小微企业，不得盲目抽贷、断贷、压贷。对受疫情影响严重的企业到期还款困难的，可予以展期或续贷。

116. 对受疫情影响暂时失去收入来源的人群，个人信贷还款是否可以延后

问：因疫情影响暂时失去收入来源的人群，住房按揭、信用卡等个

人信贷还款安排，是否可以延后还款期限?

答：可以。根据《中国人民银行 财政部 银保监会 证监会 外汇局关于进一步强化金融支持防控新型冠状病毒感染肺炎疫情的通知》（银发〔2020〕29号）规定，（四）完善受疫情影响的社会民生领域的金融服务。对因感染新型肺炎住院治疗或隔离人员、疫情防控需要隔离观察人员、参加疫情防控工作人员以及受疫情影响暂时失去收入来源的人群，金融机构要在信贷政策上予以适当倾斜，灵活调整住房按揭、信用卡等个人信贷还款安排，合理延后还款期限。

117. 对因感染新型冠状肺炎住院治疗或隔离人员、疫情防控需要隔离观察人员和参加疫情防控工作人员，因疫情影响未能及时还款的，如何切实保障公众征信相关权益

问：对因感染新型冠状肺炎住院治疗或隔离人员、疫情防控需要隔离观察人员和参加疫情防控工作人员，因疫情影响未能及时还款的，是否会产生不良记录?

答：不会。根据《中国人民银行 财政部 银保监会 证监会 外汇局关于进一步强化金融支持防控新型冠状病毒感染肺炎疫情的通知》（银发〔2020〕29号）规定，（十四）切实保障公众征信相关权益。人民银行分支机构和金融信用信息基础数据库接入机构要妥善安排征信查询服务，引导公众通过互联网、自助查询机进行征信查询。要合理调整逾期信用记录报送，对因感染新型冠状肺炎住院治疗或隔离人员、疫情防控需要隔离观察人员和参加疫情防控工作人员，因疫情影响未能及时还款

的，经接入机构认定，相关逾期贷款可以不做逾期记录报送，已经报送的予以调整。对受疫情影响暂时失去收入来源的个人和企业，可依调整后的还款安排，报送信用记录。

118. 对于在金融租赁公司办理疫情防控相关医疗设备的金融租赁业务，在相关租金和利息上是否有鼓励政策

问：某公司在疫情防控期内因购买医疗设备在金融租赁公司办理了金融租赁业务，在相关租金和利息上是否有鼓励政策？

答：有。根据《中国人民银行 财政部 银保监会 证监会 外汇局关于进一步强化金融支持防控新型冠状病毒感染肺炎疫情的通知》（银发〔2020〕29号）规定，（八）发挥金融租赁特色优势。对于在金融租赁公司办理疫情防控相关医疗设备的金融租赁业务，鼓励予以缓收或减收相关租金和利息，提供医疗设备租赁优惠金融服务。

119. 金融机构为受疫情影响较大的地区、行业和企业是否提供差异化优惠的金融服务

问：金融机构为受疫情影响较大的地区、行业和企业是否提供差异化优惠的金融服务？

答：是。根据《中国人民银行 财政部 银保监会 证监会 外汇局关

于进一步强化金融支持防控新型冠状病毒感染肺炎疫情的通知》（银发〔2020〕29号）规定，（三）为受疫情影响较大的地区、行业和企业提供差异化优惠的金融服务。金融机构要通过调整区域融资政策、内部资金转移定价、实施差异化的绩效考核办法等措施，提升受疫情影响严重地区的金融供给能力。对受疫情影响较大的批发零售、住宿餐饮、物流运输、文化旅游等行业，以及有发展前景但受疫情影响暂遇困难的企业，特别是小微企业，不得盲目抽贷、断贷、压贷。对受疫情影响严重的企业到期还款困难的，可予以展期或续贷。通过适当下调贷款利率、增加信用贷款和中长期贷款等方式，支持相关企业战胜疫情灾害影响。各级政府性融资担保再担保机构应取消反担保要求，降低担保和再担保费。对受疫情影响严重地区的融资担保再担保机构，国家融资担保基金减半收取再担保费。

120. 对受疫情影响严重地区的融资担保再担保机构，国家融资担保基金是如何收取再担保费的

问：对受疫情影响严重地区的融资担保再担保机构，国家融资担保基金是如何收取再担保费的？

答：减半征收。根据《中国人民银行 财政部 银保监会 证监会 外汇局关于进一步强化金融支持防控新型冠状病毒感染肺炎疫情的通知》（银发〔2020〕29号）规定，（三）为受疫情影响较大的地区、行业和企业提供差异化优惠的金融服务。各级政府性融资担保再担保机构应取消反担保要求，降低担保和再担保费。对受疫情影响严重地区的融资担

保再担保机构，国家融资担保基金减半收取再担保费。

121. 对受疫情影响较大领域和地区，金融机构如何提高疫情期间金融服务的效率

问：对受疫情影响较大领域和地区，金融机构如何提高疫情期间金融服务的效率?

答：根据《中国人民银行 财政部 银保监会 证监会 外汇局关于进一步强化金融支持防控新型冠状病毒感染肺炎疫情的通知》（银发〔2020〕29号）规定，（五）提高疫情期间金融服务的效率。对受疫情影响较大领域和地区的融资需求，金融机构要建立、启动快速审批通道，简化业务流程，切实提高业务办理效率。在受到交通管制的地区，金融机构要创新工作方式，采取在就近网点办公、召开视频会议等方式尽快为企业办理审批放款等业务。

122. 在疫情防控期间，金融机构在开展业务的同时是否对现金收支做好防护措施，是否会存在交叉感染的风险

问：某公司去银行办理现金业务，银行对现金收支有做好防护措施吗？是否会存在交叉感染的风险?

答：根据《中国人民银行 财政部 银保监会 证监会 外汇局关于进一步强化金融支持防控新型冠状病毒感染肺炎疫情的通知》（银发

〔2020〕29号）规定，（十）加强流通中现金管理。合理调配现金资源，确保现金供应充足。加大对医院、居民社区以及应急建设项目等的现金供应，及时满足疫情物资采购相关单位和企业的大额现金需求。做好现金储存及业务办理场地的消毒工作。对外付出现金尽可能以新券为主，对收入的现金采取消毒措施后交存当地人民银行分支机构。

123. 向慈善机构或疫区专用账户的转账汇款业务、对疫区的取现业务是否有减免服务手续费的鼓励政策

问：向慈善机构或疫区专用账户的转账汇款业务、对疫区的取现业务是否有减免服务手续费的鼓励政策?

答：有。根据《中国人民银行 财政部 银保监会 证监会 外汇局关于进一步强化金融支持防控新型冠状病毒感染肺炎疫情的通知》（银发〔2020〕29号）规定，（十二）建立银行账户防疫“绿色通道”。鼓励清算机构、银行业金融机构对向慈善机构账户或疫区专用账户的转账汇款业务、对疫区的取现业务减免服务手续费。

124. 上市公司受疫情影响，难以按期披露业绩预告或业绩快报的，是否可向证券交易所申请延期办理

问：某公司是上市公司，因受疫情影响难以按期披露业绩预告或业

绩快报的，是否可向证券交易所申请延期办理时间?

答：可以。根据《中国人民银行 财政部 银保监会 证监会 外汇局关于进一步强化金融支持防控新型冠状病毒感染肺炎疫情的通知》（银发〔2020〕29号）规定，（二十）灵活妥善调整企业信息披露等监管事项。上市公司、挂牌公司、公司债券发行人受疫情影响，在法定期限内披露2019年年报或2020年第一季度季报有困难的，证监会、证券交易所、全国中小企业股份转让系统要依法妥善安排。上市公司受疫情影响，难以按期披露业绩预告或业绩快报的，可向证券交易所申请延期办理。

125. 上市公司受疫情影响，难以在原预约日期披露2019年年报的，可向证券交易所申请延期，延期披露时间是如何规定的

问：某公司是上市公司，因受疫情影响难以在原预约日期披露2019年年报的，可向证券交易所申请延期，延期披露时间至何时?

答：可申请延期至2020年4月30日前披露。根据《中国人民银行 财政部 银保监会 证监会 外汇局关于进一步强化金融支持防控新型冠状病毒感染肺炎疫情的通知》（银发〔2020〕29号）规定，（二十）灵活妥善调整企业信息披露等监管事项。上市公司受疫情影响，难以按期披露业绩预告或业绩快报的，可向证券交易所申请延期办理；难以在原预约日期披露2019年年报的，可向证券交易所申请延期至2020年4月30日前披露。

126. 对疫情严重地区的证券基金期货经营机构，是否可适当放宽相关风控指标监管标准

问：某公司是湖北省证券基金期货经营机构，因受疫情影响严重，是否可适当放宽相关风控指标监管标准?

答：可以。根据《中国人民银行 财政部 银保监会 证监会 外汇局关于进一步强化金融支持防控新型冠状病毒感染肺炎疫情的通知》（银发〔2020〕29号）规定，（二十）灵活妥善调整企业信息披露等监管事项。受疫情影响较大的证券基金经营机构管理的公募基金或其他资产管理产品，管理人可向当地证监局申请延期办理年报审计和披露。对疫情严重地区的证券基金期货经营机构，适当放宽相关风控指标监管标准。

127. 上市公司的并购重组行政许可财务资料有效期和重组预案披露后发布召开股东大会通知的时限，是否可以延长

问：某公司是上市公司，因受疫情影响，不能按期更新并购重组行政许可财务资料，是否可适当延长时限?

答：可以。根据《中国人民银行 财政部 银保监会 证监会 外汇局关于进一步强化金融支持防控新型冠状病毒感染肺炎疫情的通知》（银发〔2020〕29号）规定，（二十一）适当放宽资本市场相关业务办理时限。适当延长上市公司并购重组行政许可财务资料有效期和重组预案披露后发布召开股东大会通知的时限。

128. 因受疫情影响，上市公司确实不能按期更新财务资料或发出股东大会通知的，延长时限和申请延期次数的标准是什么

问： 某公司是上市公司，因受疫情影响确实不能按期更新财务资料或发出股东大会通知的，可延长时限是多久？最多可申请延期次数是几次？

答： 延期1个月，最多可申请延期3次。根据《中国人民银行 财政部 银保监会 证监会 外汇局关于进一步强化金融支持防控新型冠状病毒感染肺炎疫情的通知》（银发〔2020〕29号）规定，（二十一）适当放宽资本市场相关业务办理时限。如因受疫情影响确实不能按期更新财务资料或发出股东大会通知的，公司可在充分披露疫情对本次重组的具体影响后，申请财务资料有效期延长或股东大会通知时间延期1个月，最多可申请延期3次。

129. 已取得债券发行许可，因疫情影响未能在许可有效期内完成发行的，是否可向证监会申请延期发行

问： 某公司已取得债券发行许可，因疫情影响未能在许可有效期内完成发行的，是否可向证监会申请延期发行？

答： 可以。根据《中国人民银行 财政部 银保监会 证监会 外汇局关于进一步强化金融支持防控新型冠状病毒感染肺炎疫情的通知》（银发〔2020〕29号）规定，（二十一）适当放宽资本市场相关业务办理时

限。已取得债券发行许可，因疫情影响未能在许可有效期内完成发行的，可向证监会申请延期发行。

130. 在疫情期间，是否可免收上市公司、挂牌公司向证券交易所、全国中小企业股份转让系统缴纳的2020年度上市年费和挂牌年费

问：某公司注册地位于上海市，在疫情期间向证券交易所缴纳的2020年度上市年费是否可免除？

答：不可以，相关政策只针对湖北省。根据《中国人民银行 财政部 银保监会 证监会 外汇局关于进一步强化金融支持防控新型冠状病毒感染肺炎疫情的通知》（银发〔2020〕29号）规定，（二十二）减免疫情严重地区公司上市等部分费用。免收湖北省上市公司、挂牌公司应向证券交易所、全国中小企业股份转让系统缴纳的2020年度上市年费和挂牌年费。

131. 在疫情期间是否可免除期货公司应向期货交易所缴纳的2020年度会费和席位费

问：某公司注册地位于浙江省，向期货交易所缴纳的2020年度会费和席位费是否可免除？

答：不可以，相关政策只针对湖北省。根据《中国人民银行 财政部 银保监会 证监会 外汇局关于进一步强化金融支持防控新型冠状病毒感染肺炎疫情的通知》（银发〔2020〕29号）规定，（二十二）减免疫情严重地区公司上市等部分费用。免除湖北省期货公司应向期货交易所缴纳的2020年度会费和席位费。

132. 在疫情防控相关物资进口、捐赠等外汇业务办理便利性方面，外汇管理部门有哪些新的措施

问：在疫情防控相关物资进口、捐赠等外汇业务办理便利性方面，外汇管理部门有哪些新的措施?

答：根据《国家外汇管理局关于建立外汇政策绿色通道支持新型冠状病毒感染的肺炎疫情防控工作的通知》（汇综发〔2020〕2号）规定，一是对于疫情所需的物资进口，简化购付汇业务流程。银行要为疫情防控相关物资进口、跨境捐赠等开辟绿色通道，提高办理效率。二是简化外汇捐款入账结汇手续，银行可直接办理资金入账结汇。三是企业办理与疫情防控相关的资本项目收入结汇支付时，无需向银行事前、逐笔提交单证材料，由银行加强对企业资金使用真实性的事后检查。四是对因疫情防控确有需要的企业，取消借用外债限额要求。五是保障个人正常用汇需求，鼓励通过手机银行等线上渠道办理个人外汇业务。

133. 支持企业债券募集资金用于疫情防控相关医疗服务、科研攻关、医药产品制造以及疫情防控基础设施建设等项目，在偿债保障措施完善的情况下，是否可适当放宽该类项目收益覆盖要求

问：支持企业债券募集资金用于疫情防控相关医疗服务、科研攻关、医药产品制造以及疫情防控基础设施建设等项目，在偿债保障措施完善的情况下，是否可适当放宽该类项目收益覆盖要求?

答：可以。根据《国家发展改革委办公厅关于疫情防控期间做好企业债券工作的通知》（发改办财金〔2020〕111号）规定，一、多措并举支持疫情地区和疫情防控企业的债券融资需求。（一）支持企业债券募集资金用于疫情防控相关医疗服务、科研攻关、医药产品制造以及疫情防控基础设施建设等项目，在偿债保障措施完善的情况下，可适当放宽该类项目收益覆盖要求。申报阶段，支持企业债券资金用于处于前期阶段的该类项目建设，但应全面详尽披露最新的项目合法合规信息。

134. 企业债券募集资金是否允许用于偿还或置换前期因疫情防控工作产生的项目贷款

问：某公司债券募集的资金是否允许用于偿还前期因疫情防控工作产生的项目贷款?

答：允许。根据《国家发展改革委办公厅关于疫情防控期间做好企

业债券工作的通知》（发改办财金〔2020〕111号）规定，一、多措并举支持疫情地区和疫情防控企业的债券融资需求。（二）允许企业债券募集资金用于偿还或置换前期因疫情防控工作产生的项目贷款。

135. 债券发行人使用的债券资金是否允许用于补充营运资金

问：某债券发行人拟使用50%的债券资金用于补充营运资金，是否可行?

答：不可行。根据《国家发展改革委办公厅关于疫情防控期间做好企业债券工作的通知》（发改办财金〔2020〕111号）规定，一、多措并举支持疫情地区和疫情防控企业的债券融资需求。（三）鼓励信用优良企业发行小微企业增信集合债券，为受疫情影响的中小微企业提供流动性支持。允许债券发行人使用不超过40%的债券资金用于补充营运资金，同时将委托贷款集中度的要求放宽为“对单个委贷对象发放的委贷资金累计余额不得超过5000万元且不得超过小微债募集资金总规模的10%”。

因此，政策规定只允许债券发行人使用不超过40%的债券资金用于补充营运资金，该债券发行人拟使用50%的债券资金用于补充营运资金，显然是不可行的。

136. 申请发行新的企业债券是否允许专项用于偿还2020年内即将到期的企业债券本金及利息

问： 某公司自身资产质量优良、募投项目运营良好，但受疫情影响严重，是否允许申请发行新的企业债券专项用于偿还2020年内即将到期的企业债券本金及利息?

答： 可以。根据《国家发展改革委办公厅关于疫情防控期间做好企业债券工作的通知》（发改办财金〔2020〕111号）规定，一、多措并举支持疫情地区和疫情防控企业的债券融资需求。（四）对于自身资产质量优良、募投项目运营良好，但受疫情影响严重的企业，允许申请发行新的企业债券专项用于偿还2020年内即将到期的企业债券本金及利息。

137. 企业债券批复文件在2020年2月至6月期间到期的，相关批文有效期是否会统一自动延长

问： 某公司债券批复文件在2020年3月到期，相关批文有效期是否会延长?

答： 会，有效期统一自动延长至2020年6月30日。根据《国家发展改革委办公厅关于疫情防控期间做好企业债券工作的通知》（发改办财金〔2020〕111号）规定，二、最大限度简便疫情防控期间企业债券业务办理。（三）适当延长批文有效期。企业债券批复文件在2020年2

月至6月期间到期的，相关批文有效期统一自动延长至2020年6月30日，并豁免发行人履行延期申请程序。

138. 对于已经启动债券发行程序的企业，因受疫情影响未能在发行有效期内完成发行的，是否可以申请适当放宽债券发行时限

问：某公司是已经启动债券发行程序的企业，因受疫情影响未能在发行有效期内完成发行，是否可以申请适当放宽债券发行时限?

答：可以。根据《国家发展改革委办公厅关于疫情防控期间做好企业债券工作的通知》（发改办财金〔2020〕111号）规定，二、最大限度简便疫情防控期间企业债券业务办理。（四）优化发行环节管理。对于已经启动债券发行程序，但因受疫情影响未能在发行有效期内完成发行的，可申请适当放宽债券发行时限，或者发行人可按照有关规定履行程序后，灵活选择择期发行。

139. 在疫情防控期间，如何优化企业债券业务在发行环节管理的最大限度简便

问：在疫情防控期间，如何优化企业债券业务在发行环节管理的最大限度简便?

答：根据《国家发展改革委办公厅关于疫情防控期间做好企业债券

工作的通知》（发改办财金〔2020〕111号）规定，二、最大限度简便疫情防控期间企业债券业务办理。（四）优化发行环节管理。一是近期获准通过但尚未领取企业债券批复文件的，可在发行材料中充分披露是否发生重大期后事项及其影响后，使用发展改革委政务信息公开的电子批复文件启动发行。二是近期拟启动债券发行工作的发行人，应提前与中央国债登记结算有限责任公司联系，鼓励错峰预约簿记建档时间，并尽可能减少发行现场人员。三是对于已经启动债券发行程序，但因受疫情影响未能在发行有效期内完成发行的，可申请适当放宽债券发行时限，或者发行人可按照有关规定履行程序后，灵活选择择期发行。

140. 与疫情相关的外汇捐赠资金，受捐单位是否可直接使用已有的经常项目外汇账户汇入资金，境内机构是否无需开立捐赠外汇账户

问：某公司接受外汇捐赠资金，原先捐赠款的要求根据2009年63号文捐赠外汇管理的规定，捐赠资金需要境内机构开立捐赠外汇账户，对于捐赠外汇资金境内结汇使用也要按照捐赠协议的用途进行一定程度的审核，并且要求境外是非营利性机构，如果境外捐赠者是营利机构的则要按资本项目的投资或者外债来办理。与疫情相关的外汇捐赠资金，该公司是否可直接使用已有的经常项目外汇账户，无需开专用账户？

答：可以。根据《国家外汇管理局关于建立外汇政策绿色通道支持新型冠状病毒感染的肺炎疫情防控工作的通知》（汇综发〔2020〕2号）

规定，二、对于境内外因支援此次疫情汇入的外汇捐赠资金，银行可直接通过受赠单位已有的经常项目外汇结算账户，便捷办理资金入账和结汇手续。暂停实施需开立捐赠外汇账户的要求。

141. 疫情期间，股权转让交易各方如何降低合同风险

问：股权转让合同因疫情不能按约全面履行的，交易各方应如何降低合同风险?

答：鉴于政府部门为防控疫情采取的延长假期、分批复工等紧急措施，股权出让方无法及时办理股权转让业务，客观上影响了股权转让进度。交易各方应立即排查自身受到疫情影响程度，评估合同履行预期（解除还是延期履行），若确因疫情影响，无法按照合同约定及时履行股权转让相关义务的，应妥善整理保存自身受疫情影响有关材料（如因政府采取隔离措施导致无法外出办理等），并及时向其他交易方发送通知书等材料（做好书面留痕），明确告知自身所受疫情影响情况，并按照不可抗力条款或相关规定执行合同。

142. 疫情给对赌协议／条款履行造成的负面影响，如何应对

问：如何应对疫情给对赌协议／条款履行造成的负面影响?

答： 疫情客观上可能造成业绩不达标等情形，对赌协议各方可采取以下措施来规避疫情影响带来的风险：（1）重新审查对赌协议/条款。疫情并不当然构成免责事由，如果疫情对履行合同没有实质影响的，即履行与疫情并不存在因果关系，该等情况下的免责主张，不应当被支持。（2）及时通知并采取必要措施减少损失。因疫情影响而无法按照对赌协议约定及时履行义务的一方应尽快向相对方发送书面函件或电子邮件将此次疫情构成"不可抗力"事件、因疫情导致无法按约定履行合同的情况做出明确说明，并附上有关证据材料，通过协商决定是否对对赌协议/条款进行变更。（3）收集因疫情客观原因产生损失、实质影响、减损措施方面的证据材料。（4）协商谈判。疫情导致对赌协议/条款难以继续履行的，各方应就对赌协议/条款的继续履行、履行条件、是否提前终止进行协商。协商一致后，各方应当及时形成补充协议，对是否继续履行、赔偿或补偿、逾期、调整事项等进行明确约定。

143. 融资方如何主张疫情为业绩承诺无法达成的主要原因

问： 融资方如何主张疫情为业绩承诺无法达成的主要原因?

答： 如对赌协议/条款本身的不可抗力条款尚无法对融资方未达成业绩承诺充分免责，融资方可参考如下证据建议来证明新冠肺炎疫情为业绩承诺无法达成的主要原因：（1）本次疫情系企业不能达成业绩承诺的主因：包括①企业主营项目受疫情影响情况（交通管制、订单取消、门店关闭等）；②企业停工、复工方案；③历年同期营收数据（最好第三方出具）；④政府、行业协会等在疫情期间发布的通知、采取的管制措施等；⑤企业受到的国外疫情管制等。（2）本次疫情对企业所处行业整体经营业绩的负面影响。建议取得国家统计部门、国际组织或其他第三方针对本次疫情对企业所处行业的经济影响的相关数据及报告。（3）企业已采取全面积极的措施应对疫情：①企业采取的疫情应对措施；②企业已向内部职权机构报备企业应对疫情有关措施。（4）企业已全面履行披露义务：①企业信息披露情况，包括财务账簿、审计报告、评估报告、内部运营情况等（尽量详尽）；②企业就疫情采取的措施及后续经营方案向投资方进行的沟通、汇报等。（5）企业未受到其他重大因素干扰：企业具有完善的内部控制和风险防范机制，疫情期间未受任何行政处罚，无任何侵权、违法违规，更未因此导致业绩下滑。

144. 融资方在疫情发生时如何履行通知义务

问： 融资方在疫情发生时如何履行通知义务？

答： 如疫情影响融资方履行对赌协议项下义务的，融资方应当在投资协议约定的通知期限内（如协议未约定期限的，应当在合理期限内及时履行通知义务）。实践中对于“合理期限”及“及时”的认定并无统一标准，建议融资方在确认疫情影响其履行义务（例如：无法完成投资协议约定的业绩承诺等）后，尽早发出相应的通知并妥善保存通知记录。通知的内容应包括公司经营状况将受到疫情影响的具体要素及影响程度、可能导致的经营后果和预测，因该影响导致融资方无法履行何种义务（例如：业绩承诺或难以实现）。如能够提供相应证据证明疫情对协议履行造成的影响的，应将证据材料一并附上。

145. 对赌协议的投资方如何降低自身风险

问：对赌协议的投资方如何降低自身风险?

答：（1）疫情发生后及时向融资方取得第一手资料进行评估与存档，包括企业财报、企业经营状况说明等，并要求融资方采取积极的措施以最大限度降低损失并提供相关证明文件；（2）对于融资方所提供的材料，建议投资方积极地通过第三方渠道进行验证；（3）如融资方有明确证据证明其确因疫情原因导致无法履行协议的（例如：业绩承诺确因疫情无法达成），则建议双方本着公平、双赢的原则友好协商，就后续合作达成补充协议。如融资方无法证明其未能履行协议约定的义务与疫情的因果关系或融资方未尽其最大努力降低损失的，投资方应当及时通知或在融资方向投资方发出相关不可抗力通知或者重大事项通知时及时回复，表明其未确认疫情构成未履行协议义务事由并保留相关权利。

146. 信托合同的收益核算是否因疫情影响发生变化

问：信托合同的收益核算是否因疫情影响发生变化?

答： 有变化。信托计划项下信托合同关于信托收益核算日的约定，如合同中约定核算日“遇法定节假日或公休日则顺延至下一工作日”的，核算日会根据春节假期的延长相应顺延，该核算日不受影响。如合同中约定核算日“遇法定节假日或公休日的，提前到该日前的最近一个工作日”，例如：核算日原本为工作日的1月31日或2月1日，但由于《国务院办公厅关于延长2020年春节假期的通知》（国办发明电〔2020〕1号）于春节假期期间下发，应提前到春节假期前的最近一个工作日即除夕前一日（1月23日），在春节假期前的最近一个工作日无法预见该等溯及既往的调整，因此导致信托计划的核算受到影响。新冠肺炎疫情导致的春节假期延长属于不可抗力事件，信托公司应根据信托合同中关于不可抗力相关条款的约定，与委托人协商延期履行信托公司在信托合同项下核算信托收益的义务。

147. 信托合同的受托人是否能以受疫情影响为由，逾期支付信托合同项下的款项

问： 信托合同的受托人是否能以受疫情影响为由，逾期支付信托合同项下的款项?

答： 信托合同关于信托收益支付日的约定，如合同中约定核算日“遇法定节假日或公休日则顺延至下一工作日”的，支付日会根据《国务院办公厅关于延长2020年春节假期的通知》（国办发明电〔2020〕1号）规定的春节假期的延长相应顺延，该部分的支付日不受影响。超出春节假期延长部分的原则上不能。鉴于当前社会生活中电子支付方

式的普遍适用，疫情并不必然导致支付款项受限。如受托人自身或信托资金保管银行确因疫情影响导致无法按期支付信托收益等款项的，应保存相关证据并根据法律法规的规定以信托合同约定的方式向受益人披露，同时在受托人的办公场所存放相关文件进行备查，或受益人来函索取时由受托人寄送。此外，如企业确受疫情影响导致逾期支付交易合同项下款项的，其违约责任的承担可适用公平原则并结合政府相关支持性政策予以衡量。

148. 中基协对受疫情影响的私募基金备案采取了哪些措施

问：中基协对受疫情影响的私募基金备案采取了哪些措施？

答：根据中国证券投资基金业协会（以下简称“中基协”）于2020年2月1日发布的《关于疫情防控期间私募基金登记备案相关工作安排的通知》规定，协会将确保私募基金管理人及私募基金管理人申请机构正常办理私募基金登记备案，正常向机构提供各项服务。同时，为适应特殊时期私募基金行业募资现状，自该通知发布之日起，新登记及已登记但尚未备案首支产品的私募基金管理人，首支私募基金产品备案时限由原来的6个月延长至12个月。中基协在对疫情防控期间私募基金登记备案相关工作的安排中同时明确，建立疫情防控相关领域资管产品的备案绿色通道，协会针对参与抗击疫情所需的医药卫生类的私募股权基金、创业投资基金备案申请，提供办理私募基金产品备案的绿色通道。协会将在收到备案申请后，第一时间主动服务相关基金管理人，加急加快办理备案并对外公示。

149. 受疫情影响，私募基金管理人及其管理的私募基金是否可以延期报送各类信息

问：受疫情影响，私募基金管理人及其管理的私募基金是否可以延期报送各类信息?

答：根据中国证券投资基金业协会（以下简称“中基协”）于2020年2月1日发布《关于疫情防控期间私募基金登记备案相关工作安排的通知》规定，考虑到疫情防控期间私募基金管理人业务运营的特殊情况，为保障私募基金管理人有充足时间落实防控疫情要求，稳妥有序开展业务，近期私募基金管理人相关信息报送事宜调整如下：（1）私募基金管理人2019年经审计年度财务报告填报截止日期延长至2020年6月30日；（2）私募基金2019年第四季度信息更新报送填报截止日期延长至2020年3月31日；（3）私募证券投资基金2019年第四季度信息披露备份季报填报截止日期延长至2020年3月31日；（4）私募证券投资基金2019年信息披露备份年报填报截止日期延长至2020年6月30日；管理规模在5000万元及以上的私募证券投资基金2020年1月信息披露备份月报填报截止时间延长至2020年2月29日。

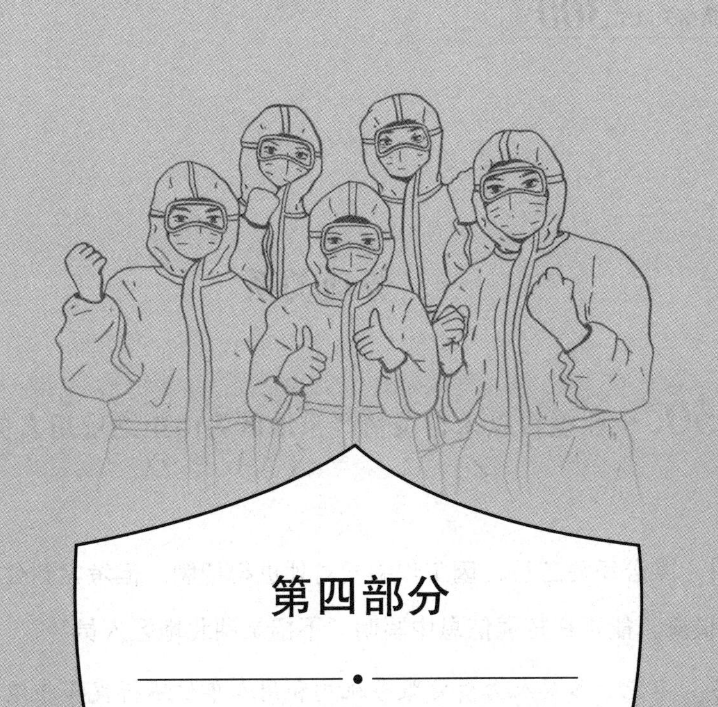

第四部分

劳动保障案例

及政策解答

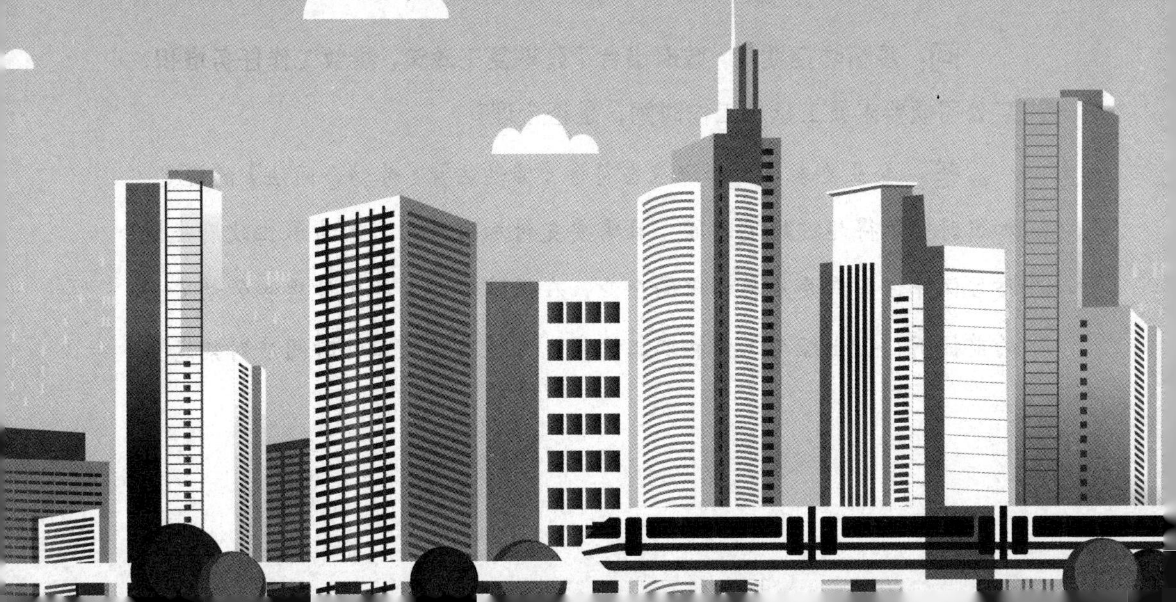

一、劳动关系

150. 企业能否以来自疫情严重地区为由拒绝录用人员

问：某公司复工后，因工作需要对外进行招聘。但考虑到公司员工的身心健康，能否在招聘信息中写明“不招录湖北地区人员”？

答：不能。各类人力资源服务机构和用人单位不得发布拒绝招录疫情严重地区劳动者的招聘信息。各类用人单位不得以来自疫情严重地区为由拒绝招用相关人员。

151. 在疫情防控期间，企业是否可以延长工作时间

问：疫情防控期间，政府出台了延期复工政策，导致工作任务堆积，某公司便要求员工延长工作时间，是否合理?

答：企业要求员工加班应当符合《劳动法》《劳动合同法》的规定，加班时间不得超过规定时间，且需要支付加班费用。若为承担政府疫情防控保障任务需要紧急加班的企业，在保障劳动者身体健康和劳动安全的前提下，企业经与工会和职工协商，可适当延长工作时间应对紧急生

产任务，依法不受延长工作时间的限制。

152. 疫情防控期间，企业实行特殊工时的批复时效到期，能否顺延

问：某公司实行特殊工时，并报当地人社局批准，人社局批复的有效期正好在疫情防控期间到期，应如何处理?

答：企业实行特殊工时的批复时效在疫情防控期间到期的，原批复有效期可顺延至疫情防控措施结束。企业应当在当地疫情防控结束后10个工作日内提交有关办理申请。

153. 对不愿复工的职工，是否可以解除劳动合同

问：某公司根据政府的准予复工批复，定于2月10日复工，但员工张某以疫情未结束，担心感染新冠肺炎为由不愿复工，是否可以解除劳动合同?

答：对不愿复工的职工，企业工会应及时宣讲疫情防控政策要求和企业复工的重要性，主动劝导职工及时返岗。对经劝导无效或以其他非正当理由拒绝返岗的，企业可依法予以处理。

154. 职工因被依法实施隔离措施或因政府依法采取的紧急措施导致不能提供正常劳动的，企业能否解除劳动关系

问：某公司职员作为新冠肺炎疑似病人被隔离，无法上班，公司能否据此解除劳动关系?

答：不能。企业不得在此期间解除受相关措施影响不能提供正常劳动职工的劳动合同或退回被派遣劳动者。在此期间劳动合同到期的，分别顺延至职工医疗期期满、医学观察期期满、隔离期期满或者政府采取的紧急措施结束。

155. 受疫情防控影响，企业集体合同到期后无法及时重新签订的，可否顺延集体合同期限

问：受疫情防控影响，企业集体合同到期后无法及时重新签订的，可否顺延集体合同期限?

答：受疫情防控影响，企业集体合同到期后无法及时履行法定民主程序重新签订集体合同的，企业可以通过电话、短信、微信、电话会议等适当方式征求职工代表或者全体职工顺延集体合同期限的意见，双方协商一致后可以顺延集体合同期限，并以适当方式予以公示。

156. “共享用工”的劳动关系认定

问： 目前，盒马与餐饮企业的共享员工模式在媒体宣传的较多，如何看待疫情期间企业之间的“共享用工”？

答： 当前，一些缺工企业与尚未复工的企业之间实行“共享用工”，进行用工余缺调剂，一定程度上提高了人力资源配置效率。“共享用工”不改变原用人单位和劳动者之间的劳动关系，原用人单位应保障劳动者的工资报酬、社会保险等权益，并督促借调企业提供必要的劳动保护，合理安排劳动者工作时间和工作任务，保障劳动者身心健康。合作企业之间可通过签订民事协议明确双方权利义务关系。原用人单位不得以营利为目的借出员工。原用人单位和借调单位均不得以“共享用工”之名，进行违法劳务派遣，或诱导劳动者注册为个体工商户以规避用工责任。

157. 疫情期间，企业能否单方面延长试用期

问： 劳动合同约定的试用期在疫情停工、停产期间届满的，企业能否单方面延长试用期?

答： 不可以。根据《劳动合同法》规定，同一用人单位与同一劳动者只能约定一次试用期。因此，用人单位无权单方面延长试用期。但企业可以与职工协商待复工后对职工在试用期的表现进行考核，并根据该考核结果作为职工试用期是否符合录用条件的标准。

158. 职工不遵守疫情防控制度，是否可解除劳动关系

问：职工不遵守疫情防控制度、不配合疫情防控工作的，企业是否可以立即解除其劳动合同?

答：不一定。如果职工的上述行为已经被司法机关依法追究刑事责任的，企业可解除其劳动合同；但如果未被追究刑事责任，则需要企业依据自身的规章制度来判断，如果职工的上述行为已经严重违反了企业的规章制度，则企业可以依据规章制度的相关规定对职工进行处罚，甚至解除劳动关系。

159. 疫情期间，员工提出离职如何处理

问：职工在疫情停工、停产期间提出离职的，应当如何处理?

答：企业可以要求职工通过微信或钉钉等方式先行提交辞职申请，待复工后办理职工离职手续。

160. 疫情期间，企业是否可以裁员

问：企业因疫情影响导致生产经营困难的，是否可以进行经济性

裁员?

答: 企业生产经营发生严重困难，需要裁减人员二十人以上或者裁减不足二十人但占企业职工总数10%以上的，企业应当提前三十日向工会或者全体职工说明情况，听取工会或者职工的意见后，裁减人员方案经向劳动行政部门报告，可以裁减人员。

161. 职工要求单位提供口罩、班车等措施，否则拒绝上班，该如何处理

问: 企业复工后职工要求单位提供口罩、班车等措施，否则拒绝上班，该如何处理?

答: 企业复工后，企业即成为防控的主体责任单位，企业应当做好相应的防控措施。在新冠肺炎疫情防控的特殊时期，口罩、测温计、消毒液等防护设施设备作为必要的劳动防护用品，企业应当予以提供，但对于班车这一类措施，并非必要的劳动防护用品，企业可以拒绝。

162. 员工因疫情防控措施无法复工，如何处理

问: 企业复工后，职工称自己居住地被封无法复工，该怎么处理?

答：建议让职工出具居住地被封的相关证明文件。对能够出具有效证明文件的职工，企业应当与职工协商采取在家办公的方式或者抵扣年休假等；对于拒绝出具证明文件的职工，企业应当以快递、邮件、短信、微信等方式通知职工按照公司制度履行请假手续，职工仍然拒绝的，企业可以按照有效的规章制度（如有关旷工的规定）进行处理。

163. 企业为了安全考虑拒绝部分职工返岗复工该怎么处理

问：企业为了安全考虑拒绝部分职工返岗复工该怎么处理?

答：对于来自疫情重点地区的职工，或处于病毒感染恢复期的职工，建议企业做好这部分职工的心理疏导和疫情防控宣传工作，并与职工协商采取居家办公的方式，避免职工认为企业变相解除劳动关系。

二、工资薪酬

164. 2020年1月31日至2月2日的假期性质如何

问：2020年1月31日至2月2日是什么性质的假期?

答：根据国务院办公厅发布的《关于延长2020年春节假期的通知》（国办发明电〔2020〕1号），1月31日和2月1日属于延长假期，

2 月 2 日属于正常的双休日。需要提醒的是，1 月 31 日和 2 月 1 日并非国家的法定节假日，其性质倾向于认定为国家临时安排的特殊假期。

165. 2020 年 2 月 3 日至 9 日的假期性质如何

问：2020 年 2 月 3 日至 9 日是什么性质的假期？

答：上述期间的延迟复工规定主要来自各地区政府的通知发文。如浙江省政府办公厅发布的《关于延迟企业复工和学校开学的通知》规定，要求省内各企业不早于 2 月 9 日 24 时前复工。上述期间被各地通称为“延期复工期间”。需要明确的是，2 月 8 日至 9 日本属于正常的双休日，因此真正的“延期复工期间”应当指的是 2 月 3 日至 7 日。而目前尚没有正式的文件对 2 月 3 日至 7 日期间的性质做出认定，主要存在认定为“休息日”（上海地区）或“停工、停产期间”（广东地区）两种不同意见。

166. 2020 年 1 月 31 日至 2 月 2 日期间的工资如何支付

问：企业是否需要向职工支付 2020 年 1 月 31 日至 2 月 2 日期间的工资？

答：1 月 31 日和 2 月 1 日原为计薪工作日，现因政府的政策成为特殊假期，故该期间的职工工资应当正常支付，即按照正常劳动支付职工工资。2月2日属于双休日，无需支付工资。

167. 2020年2月3日至9日期间的工资如何支付

问：企业是否需要向休息在家的职工支付2020年2月3日至9日期间的工资？

答：2月3日至7日期间工资支付目前各地规定不一，以杭州地区为例，按照杭州市中级人民法院的意见，在受疫情影响的延迟复工或未返岗期间，对用完各类休假仍不能提供正常劳动或其他不能提供正常劳动的职工，企业可以参照国家关于停工、停产期间工资支付的相关规定与劳动者协商。2月8日至9日属于双休日，无需支付工资。

168. 居家办公的工资如何支付

问：某公司因业务需要，通知员工在复工前居家办公，是否可以不支付或少支付工资？

答：职工虽然没有到企业的办公场所上班，但是通过网络、电话等灵活方式在家办公完成了企业交办的工作任务，达到了劳动合同或所在岗位的工作要求，企业应该足额发放劳动者工资。

169. 对因依法被隔离不能提供正常劳动的，如何支付其工资报酬

问：某公司职员作为新冠肺炎疑似病人被隔离，无法上班，如何支付其工资报酬?

答：对新型冠状病毒感染的肺炎患者、疑似病人、密切接触者在其隔离治疗期间或医学观察期间以及因政府实施隔离措施或采取其他紧急措施导致不能提供正常劳动的职工，企业应当视同提供正常劳动并支付职工正常工作时间工资;隔离期结束后,对仍需停止工作进行治疗的职工，按医疗期有关规定支付工资。

需要注意的是存在例外情形，如浙江省高级人民法院《关于规范涉新冠肺炎疫情相关民事法律纠纷的实施意见（试行）》规定，如职工不遵守政府防控措施，导致被隔离治疗或接受医学观察，职工主张该期间劳动报酬的，一般不予支持。

170. 疫情期间，如何支付计件工资或计时工资

问：疫情防控停工、停产期间，企业如何支付计件工资或计时工资?

答：如企业对职工实行的是计件工资制或计时工资制，由于双方劳动合同通常会约定一个保底工资，因此因疫情防控停工、停产期间，企业应当按照劳动合同的约定支付保底工资，企业超过一个工资支付周期没有安排职工工作的，应当按照不低于当地最低工资标准的80%支付职工生活费，计件或计时的部分由于其并未提供实际劳动而无需发放。

171. 延迟复工或未返岗期间的工资待遇如何发放

问：延迟复工或未返岗期间的工资待遇，该如何发放?

答：在受疫情影响的延迟复工或未返岗期间，对用完各类休假仍不能提供正常劳动或其他不能提供正常劳动的职工，企业可参照国家关于停工、停产期间工资支付相关规定与职工协商，在一个工资支付周期内的按照劳动合同规定的标准支付工资，超过一个工资支付周期的按有关规定发放生活费。

172. 返岗职工因防控措施被隔离是否需要支付工资

问：企业复工后异地返岗职工因政府防控措施被要求隔离的，是否需要支付工资?

答：如应政府要求异地返岗工作的职工，尤其是来自疫情重点地区，集中隔离或在家自行隔离14天，并接受监督性医学观察，企业应按政府的要求配合落实，安排职工居家办公或带薪休假等，按照其正常出勤支付工资报酬。

173. 2020年1月31日至2月7日期间安排职工工作是否需要支付加班费

问：2020年1月31日至2月7日期间企业安排职工工作的，是否需要支付加班费？

答：在国务院规定的延长春节假期期间（1月31日至2月2日），如企业安排职工工作的，可优先安排调休，不能调休的应根据《中华人民共和国劳动法》第四十四条的规定支付加班工资。如在迟延复工期间（2月3日至7日）安排职工工作的，鉴于目前浙江省尚无明文规定，可参照广东省将此期间视为“停工、停产期间”来支付工资，即企业无需额外支付加班工资。

174. 2020年2月8日至9日安排职工工作是否需要支付加班费

问：2020年2月8日至9日企业安排职工工作的，企业是否需要支付加班费？

答： 2月8日至9日为休息日，非特殊行业的企业经与职工协商同意后可做加班处理，企业于职工加班后应安排相应的调休，不能安排调休的，企业应当按劳动合同规定的劳动者本人日或小时工资标准的200%支付加班费。

175. 不定时工作制是否需要支付加班费

问： 实行不定时工作制的职工在延长假期或延期复工期间工作的是否需要支付加班费?

答： 不需要。对于实行不定时工作制的职工，根据劳动部《工资支付暂行规定》的规定，实行不定时工作制的劳动者不执行加班加点工资制度。

176. 在疫情期间可否延期支付职工工资

问： 受疫情影响，导致企业生产经营困难，暂无工资支付能力的，可否延期支付职工工资?

答： 对受疫情影响导致企业生产经营困难的，鼓励企业通过协商民主程序与职工协商采取调整薪酬、轮岗轮休、缩短工时等方式稳定工作岗位。对暂无工资支付能力的，企业经与工会或职工代表协商，可以延期支付职工工资。

177. 疫情期间，是否可以调整职工的工资

问：疫情防控期间，企业是否可以依据企业实际情况调整职工的工资？

答：不可以。对受疫情影响导致企业生产经营困难的，企业可以通过民主协商程序与职工协商采取调整薪酬、轮岗轮休、缩短工时等方式稳定工作岗位；对暂无工资支付能力的，企业可以与工会或职工代表协商延期支付，帮助企业减轻资金周转压力。企业如因疫情停产停工、暂时性经营困难未及时足额支付劳动报酬，职工因此要求解除劳动合同并要求企业支付经济补偿金的，建议企业保存好关于企业暂无支付能力、民主协商程序履行情况等事宜的相关证据材料

178. 疫情期间，婚假、产假如何计算

问：婚假、产假是否需要剔除2020年1月31日至2月9日期间？

答：不需要。根据相关法律规定，婚假、产假包括公休假和法定假，因此无需剔除。

179. 延长假期或延后复工通知之前，已批准的职工休假如何处理

问：延长假期或延后复工通知之前，职工已经申请休假并得到企业

批准的，如何处理?

答：如果企业与职工在政府发布延长春节假期之前或延后复工通知之前对休假进行双方确认的，应按照双方事先确认的假期类型执行，除非双方协商一致变更休假类型。

三、社保公积金

180. 阶段性减免企业养老、失业、工伤保险单位缴费和实施企业缓缴住房公积金政策具体包括哪些

问：阶段性减免企业养老、失业、工伤保险单位缴费和实施企业缓缴住房公积金政策具体包括哪些?

答：阶段性减免企业养老、失业、工伤保险单位缴费，以减轻疫情对企业特别是中小企业的影响，使企业恢复生产有个缓冲期。具体来说，全国各省份可免征中小微企业基本养老保险、失业保险、工伤保险（以下简称三项社会保险）的单位缴费部分，免征期不超过 11 个月，也就是说免征政策可以执行到 12 月份；湖北省以外的其他省份可减半征收大型企业等其他单位（不含机关事业单位）三项社会保险的单位缴费部分，减征期不超过 3 个月，也就是说减征政策可以执行到 4 月份。湖北省对各类参保单位（不含机关事业单位、中小微企业）可免征三项社会保险的单位缴费部分，免征期限不超过 5 个月，也就是说免征政策可以执行到 6 月份。同时，6 月底前，企业可申请缓缴住房公积金，在此期间对职工因受疫情影响未能正常还款的公积金贷款，不做逾期处理。

181. 阶段性减免三项社会保险费的适用对象如何划分

问：此次阶段性减免三项社会保险费对不同地区、不同类型企业采取了差异化政策，具体适用对象是怎么划分的？

答：此次出台的三项社会保险费减免政策，除湖北省外的其他省份可免征三项社会保险单位缴费部分的单位范围包括各类中小微企业。以单位方式参保的个体工商户，参照中小微企业享受减免政策。各类大型企业，民办非企业单位、社会团体等各类社会组织可减半征收三项社会保险单位缴费部分。湖北省可免征三项社会保险单位缴费部分的单位范围包括各类大中小微型企业，以单位方式参保的个体工商户，民办非企业单位、社会团体等各类社会组织。

182. 阶段性减免企业社会保险费政策的执行期限如何

问：阶段性减免企业社会保险费政策的执行期限如何？

答：各地的减免政策统一从 2020 年 2 月开始执行，不得延后执行，终止月份按各省份具体实施办法执行。其中，免征中小微企业养老、失业和工伤保险单位缴费执行期限延长到 2020 年年底。具体来说，全国各省份可免征中小微企业基本养老保险、失业保险、工伤保险（以下简称三项社会保险）的单位缴费部分，免征期不超过 11 个月，也就是说免征政策可以执行到 12 月份；湖北省以外的其他省份可减半征收大型企业等其他单位（不含机关事业单位）三项社会保险的单位缴费部分，减征期不超过3个月，也就是说减征政策可以执行到4月份。湖北省对各类参保单位（不含机关事业单位）可免征三项社会保险的单位缴费部分，免征期限不超过3个月，也就是说免征政策可以执行到4月份。

各地的减免政策要严格界定为费款所属期的三项社会保险费，参保单位补缴减免政策实施前的欠费，预缴减免政策终止后的社会保险费，均不属于此次减免政策范围。

183. 已缴纳了三项社会保险费的是否可以退还

问：有的参保单位2月份已经缴纳了三项社会保险费，得知所在地区实施了减免政策后，能否退还2月份应减免的单位费款？

答：对于已征收2020年2月份社会保险费的地区，要重新核定参保单位应缴额，准确确定减免金额。对于减免部分的金额，优先选择直接退费。对于中小微企业，各地可按程序批量退费，参保单位无需提交申请或报送相关资料；对于大型企业等其他参保单位，会充分尊重单位的意愿和选择，可冲抵以后月份的缴费，也可退回。

各地要加强部门协作，简化办理流程，提高办理效率，缩短办理时间，确保减征部分的费款及时退还到账，并第一时间将办理结果以适当方式告知参保单位。

184. 如何办理社保费减免手续可以退还

问：参保单位如何办理社保费减免手续?

答：参保单位如实申报缴费基数、适用费率，并对企业划型结果进行确认。各地人社、税务部门将优化申报项目，提前做好信息系统准备，方便企业依据企业划型精准享受减免政策，严格按照核定的应缴费额扣除减免费款后进行缴费。

185. 生产经营出现严重困难的参保单位申请缓缴社会保险费的缓缴期限是如何规定的

问：受疫情影响生产经营出现严重困难的参保单位是否可以申请缓缴?缓缴期限是如何规定的?

答：受疫情影响生产经营出现严重困难的参保单位，包括参加企业基本养老保险的事业单位，可申请缓缴社会保险费。缓缴执行期为2020年内，缓缴期限原则上不超过6个月，缓缴期间不收取滞纳金。

186. 阶段性降低失业保险、工伤保险费率的政策到期后是否会继续延续

问：阶段性降低失业保险、工伤保险费率的政策将于2020年4月

30日到期，许多企业比较关心到期后这一政策是否会延续？

答：政府将继续执行阶段性降低失业保险、工伤保险费率的政策，实施期限延长至2021年4月30日，具体实施方案由各地根据实际情况制定。

187. 阶段性减免企业社会保险费期间，是否影响企业养老保险、失业保险关系转续

问：阶段性减免企业社会保险费期间，是否影响企业养老保险、失业保险关系转续？

答：减免政策执行期间，不会影响人员正常流动，企业基本养老保险、失业保险的关系转移接续仍按现行规定执行。其中，跨省转移接续养老保险关系的，仍按缴费基数12%的比例转移统筹基金。

188. 企业职工是否可以延期办理退休申报

问：企业职工是否可以延期办理退休申报？

答：可以。对于未能及时办理新增退休人员申报的，经审核后，自审核次月起补发养老金。

189. 企业是否可以逾期办理社保业务，是否影响个人权益

问：企业是否可以逾期办理社保业务，是否影响个人权益？

答：可以。因受疫情影响，用人单位逾期办理职工参保登记、缴费等业务，经办机构应及时受理。逾期办理缴费不影响参保人员个人权益记录，补办手续应在疫情解除后三个月内完成。

190. 疫情期间，社会保险相关业务怎么办

问：疫情期间，社会保险相关业务怎么办？

答：推行“不见面”服务，指导各地将网上办事作为占主导地位的经办服务模式，普及“掌上社保”服务，方便群众足不出户办理业务。对参保登记、申报缴纳、关系转移接续等重点业务，开通社保微信等公众服务，实现网上申报缴费、移动支付。加快实现企业职工养老保险转移网上申请全覆盖，取消邮寄纸质凭证，做到网上办理、顺畅衔接。

191. 中小企业如何划型

问：企业比较关心自己的划型分类问题，在实际工作中如何确定各

类企业的划型?

答：确定企业划型是精准实施减免政策的前提。各地应按照工信部、统计局、发展改革委、财政部联合发布的《关于印发中小企业划型标准规定的通知》（工信部联企业〔2011〕300号）等规定对具有独立法人资格的参保企业划分类型。相关部门已有划定结果的，直接采用现有结果；尚未明确的，可采取以下两种方式：一是根据企业现有参保登记、申报等数据按现行标准进行划型。二是现有数据无法满足企业划型需要的，可实行告知承诺制，不增加企业事务性负担。企业分支机构按其所属独立法人的类型划型。参保企业对划型结论有异议的，可提起变更申请。政策执行期间，新设企业要按时办理参保手续，各地要对新参保企业及时做好划型，确保其按规定享受相关减免政策。

192. 疫情期间针对住房公积金有哪些阶段性扶持政策

问：疫情期间，政府对于住房公积金缴纳有哪些优惠扶持政策?

答：根据财政部下发《关于妥善应对新冠肺炎疫情实施住房公积金阶段性支持政策的通知》规定，受新冠肺炎疫情影响的企业，可按规定申请在2020年6月30日前缓缴住房公积金，缓缴期间缴存时间连续计算，不影响职工正常提取和申请住房公积金贷款。

受新冠肺炎疫情影响的职工，2020年6月30日前住房公积金贷款不能正常还款的，不做逾期处理，不作为逾期记录报送征信部门，已报送的予以调整。对支付房租压力较大的职工，可合理提高租房提取额度、灵活安排提取时间。

经认定的新冠肺炎疫情严重和较严重地区，企业在与职工充分协商的前提下，可在2020年6月30日前自愿缴存住房公积金。继续缴存的，自主确定缴存比例；停缴的，停缴期间缴存时间连续计算，不影响职工正常提取住房公积金和申请住房公积金贷款。

四、工伤认定

193. 企业员工工作期间感染新冠肺炎是否属于工伤

问：某企业员工工作期间感染新冠肺炎算不算工伤?

答：《人力资源社会保障部　财政部　国家卫生健康委关于因履行工作职责感染新型冠状病毒性肺炎的医护及相关工作人员有关保障问题的通知》（人社部函〔2020〕11号）规定，在新冠肺炎预防和救治工作中，医护及相关工作人员因履行工作职责，感染新冠肺炎或因新冠肺炎死亡的，应认定为工伤，依法享受工伤保险待遇。这是在抗击疫情期间，对于新型冠状病毒职业暴露风险高的从事预防和救治的医护及相关工作人员的特殊政策，体现了党和国家对医护和相关工作人员的关爱。如果不是从事新冠肺炎预防和救治的医护及相关工作人员，感染新冠肺炎是不能认定为工伤的。

194. 居家办公因工作原因受到事故伤害可否认定为工伤

问：在法定假期结束后，用人单位要求劳动者在家办公，在家办工期间因工作原因受到事故伤害的，是否属于工伤？

答：可以认定为工伤。根据《工伤保险条例》第十四条规定："职工有下列情形之一的，应当认定为工伤：（一）在工作时间和工作场所内，因工作原因受到事故伤害的……"对于员工根据用人单位的安排，在家办公期间因工作原因受到事故伤害的，符合《工伤保险条例》第十四条第一项规定的情形，可以认定为工伤。

五、劳动仲裁

195. 因疫情影响无法在时效内申请劳动仲裁如何处理

问：因新冠肺炎疫情导致当事人不能在时效内申请劳动人事争议仲裁的，如何处理？

答：因受疫情影响造成当事人不能在法定仲裁时效期间申请劳动人事争议仲裁的，仲裁时效中止。从中止时效的原因消除之日起，仲裁时效期间继续计算。因受疫情影响导致劳动人事争议仲裁机构难以按法定时限审理案件的，可相应顺延审理期限。

196. 因疫情影响无法参加庭审如何处理

问：某公司2020年2月期间需参加庭审，当事人、委托代理人因受疫情影响，无法正常参加庭审或者在一定时间内不能参加仲裁活动怎么办?

答：根据《中华人民共和国劳动争议调解仲裁法》第三十五条及《劳动人事争议仲裁办案规则》第四十七条相关规定，如果当事人、委托代理人因患新型冠状病毒感染的肺炎正在治疗、隔离期间，或者身在湖北以及其他受疫情影响关停交通的地区，无法正常参加庭审或者在一定时间内不能参加仲裁活动的，可以依法申请延期开庭审理或中止审理。

六、劳动培训

197. 组织职工参加线上职业技能培训的，是否可以领取补贴

问：受疫情影响的企业，组织职工参加线上职业技能培训的，是否可以领取补贴?

答：可以。受疫情影响的企业在确保防疫安全情况下，在停工期、恢复期组织职工参加线下或线上职业培训的，可按规定纳入补贴类培训范围。

198. 失业保险稳岗返还政策主要内容是什么

问： 失业保险稳岗返还政策主要内容是什么？

答： 对参保缴费1年以上、不裁员或少裁员的参保企业，可返还其上年度实际缴纳失业保险费的50%。2019年1月1日至2020年12月31日，对面临暂时生产经营困难但恢复有望的参保企业，返还标准是6个月的失业保险金或者3个月应缴纳社会保险费和参保职工人数确定。同一企业同一年度只能享受一次返还。

199. 失业保险稳岗返还是否有新规定

问： 企业享受失业保险稳岗返还政策有什么新规定？

答： 扩大中小微企业稳岗返还政策受益面，疫情防控期间，对中小微企业降低了政策门槛，放宽了申领条件，规定裁员率不高于上年度全国城镇调查失业率控制目标，即5.5%；30人以下的企业不超过参保职工总数的20%，可以申请稳岗返还。同时，允许湖北等受疫情影响较大的重点地区，可根据实际将所有受疫情影响的企业裁员率标准确定为上年度城镇调查失业率控制目标。精准实施困难企业稳岗返还政策，支持符合产业发展方向、吸纳就业人数较多的企业；同时，允许湖北等重点地区在确保各项失业保险待遇按时足额发放的基础上，根据基金结余情况，参照困难企业稳岗返还标准，对由于保障供应而造成损失的企业给予倾斜支持。

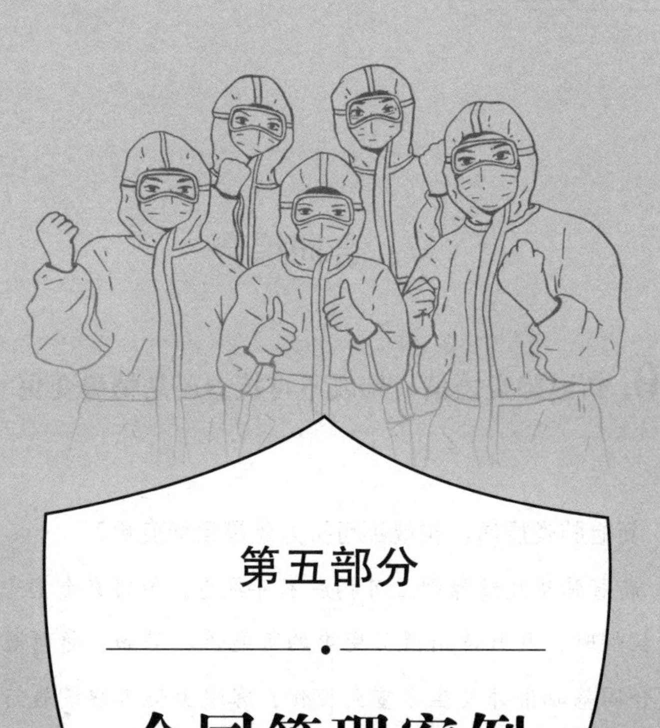

第五部分

合同管理案例

及政策解答

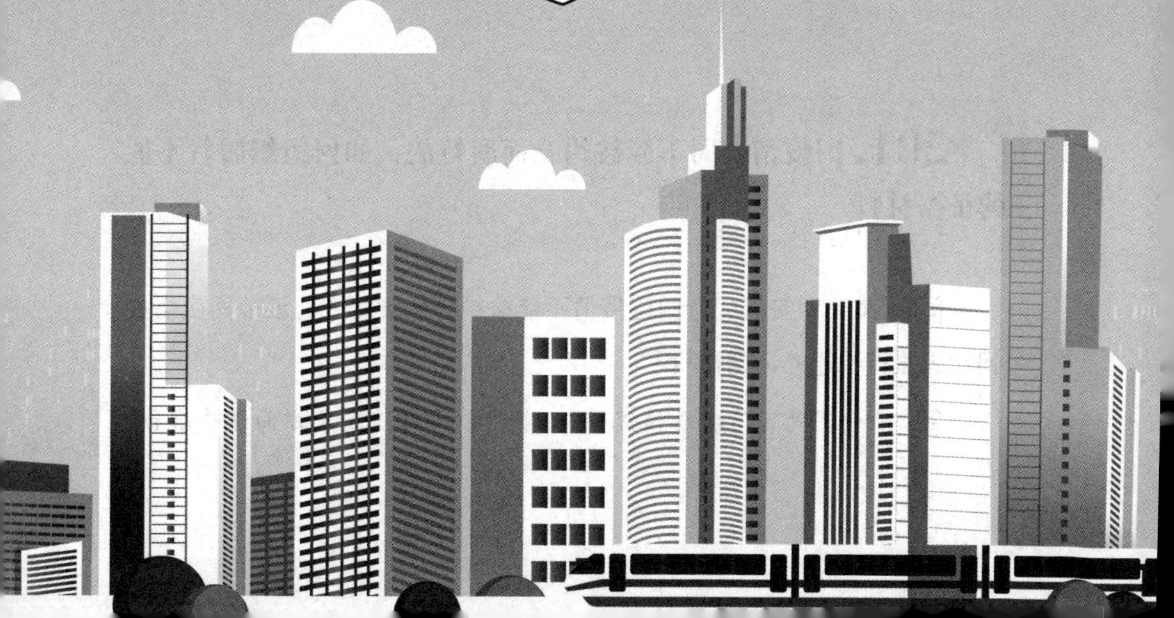

一、合同综合

200. 新冠肺炎疫情，构成不可抗力还是情势变更

问：新冠肺炎疫情，构成不可抗力还是情势变更?

答：新冠肺炎疫情原则上可构成不可抗力，但当在个案中无法主张不可抗力抗辩时，具有适用情势变更的可能性。譬如，受新冠肺炎疫情影响导致合同基础条件发生了重大变化，客观上仍可继续履行合同，但继续履行会导致结果明显不公平的，则具有适用情势变更的可能性。因此，（1）合同受疫情影响但仍可以继续履行的，应当鼓励合同继续履行，合同一方主张解除合同的，不应当被支持。合同一方可以履行而拒绝履行的，应当承担相应的违约责任。（2）合同受疫情影响且继续履行对一方显失公平或者无法实现合同目的的，应当变更或解除合同。

201. 因疫情合同不能按约全面履行的，如何组织履行不能的证据材料

问：某公司签订的合同因疫情不能按约全面履行的，该公司应当如何组织履行不能的证据材料?

答：除合同约定有特殊情况外，一般可以参考以下几方面着手准备:

（1）政府要求延期开工，或政府要求企业先行生产抗疫物资的文件资料；（2）道口封闭、受阻的通知、照片和视频等交通受阻的证明材料；（3）履行合同的主要人员因感染新冠肺炎接受治疗、隔离或者医学观察的证明材料；（4）原材料产地在疫情严重区域，或因疫情防控导致原材料供应不足的证据材料；（5）不可抗力证明（如贸促会出具的不可抗力事实证明）。企业在向中国国际贸易促进委员会申请符合国际贸易惯例的不可抗力证明时，可以提前准备这些材料：企业所在地政府、机构出具的证明、公告；海陆空延运、延飞、取消等通知、证明；出口货物买卖合同、货物订舱协议、货运代理协议、报关单以及其他相关材料。

202. 一方要求继续履行合同，另一方要求解除合同的，该如何处理

问：合同因疫情不能按约履行的，疫情影响消除后，合同一方要求继续履行合同，另一方因市场环境及经营状况变化要求解除合同的，如何处理?

答：首先建议双方协商解决，如果双方无法协商解决，诉诸司法途径的，则因个案特殊性，结果可能存在较大差异。司法裁判在裁量合同解除时，首先考虑不可抗力等法定解除事由，疫情期间未主张解除合同的，疫情过后再主张，或难得到支持。此外还会考量如下因素：（1）未履行合同一方是否存在恶意违约；（2）未履行合同一方继续履行合同，是否

显失公平；（3）请求继续履行合同一方拒绝解除合同是否违反诚实信用原则。

二、买卖合同

203. 买卖合同因疫情不能按约全面履行的，企业该如何应对

问：某公司因疫情原因导致买卖合同不能按约全面履行的，企业该如何应对?

答：应区分企业作为买方和卖方的情形。

企业作为卖方时，建议：（1）立即核实复工时间、物流情况、生产经营能力等因素，合理评估提供产品/服务与合同条款的匹配度；（2）如确因疫情无法满足合同约定的，应当立即向合同相对方发送《告知函》，告知疫情影响生产经营不能按约履行的情况，要求依据不可抗力条款进行免责；（3）如确因疫情导致根本无法提供产品/服务、无法实现合同目的的，应当立即根据不可抗力条款及合同终止条款向合同相对方发送《合同解除通知书》。

企业作为买方时，建议：（1）立即评估现有库存和一定时间的生产所需的产品/服务，并及时向卖方核实疫情期间及结束后的履约能力，并据此考虑通过其他渠道购买或者调整企业生产经营节奏；（2）根据卖方履约能力，及时解除、变更合同条款。

204. 国际贸易合同履行中，是否一定能将疫情作为不可抗力抗辩事由

问： 国际贸易合同正在履行中，某公司是否一定能将疫情作为不可抗力抗辩事由?

答： 不是。首先，需要核实合同中是否有不可抗力条款，该不可抗力条款是否涵盖了疫情这种情形，如果没有明示条款或者约定不明的，则需要从“适用法”视角去界定。例如：（1）如果合同约定适用中华人民共和国法律的，则可以将疫情作为不可抗力抗辩事由；（2）如果合同约定适用普通法系国家的法律，由于普通法下没有默示的不可抗力原则，可能需要援引普通法下合同受阻（Frustration）原则，但是援引合同受阻原则的法律后果只能导致合同终止，且合同受阻在一般情况下较难成立；（3）如果合同约定适用 CISG《联合国国际货物销售合同公约》，则仍需要个案判断是否造成“不可避免的障碍（Impediment）”、是否“已尽通知义务与减少损失义务”等情形，另外，还要注意在障碍消除后不再免责。

205. 企业取得中国国际贸易促进委员会出具的不可抗力证明后，是否可以成为所有国际贸易合同的违约免责事项

问： 某公司取得中国国际贸易促进委员会出具的不可抗力证明后，是否可以成为所有国际贸易合同的违约免责事项?

答：不可以。中国国际贸易促进委员会在2020年1月30日发布消息，将为受到疫情影响的外贸企业出具不可抗力证明。需要注意的是，该证明能够证明与不可抗力相关的事实之真实性，但不判定能否构成不可抗力事件。虽然很多外贸企业的经营活动受疫情影响，但是不同地区、不同行业、不同产品受到的影响程度不同。外国法院和仲裁机构仍然会根据个案的具体情况以及准据法来确定违约方是否因为不可抗力导致无法履行合同义务。

206. 外贸出口合同因受疫情影响而无法完全按约履行的，国内出口企业该如何应对

问：某公司的外贸出口合同因受疫情影响而无法完全按约履行，该公司该如何应对?

答：应对原则为及时详尽通知，采取减少损失措施。（1）通知。通过双方约定或者惯常的联系方式（邮件或书面函件）通知国外买方，翔实说明导致无法完全按约履行的已经发生或将要发生的障碍（附相关证明材料）。（2）减轻损失。根据合同个性采取一切可能的措施以减少损失，以免承担因消极不作为而导致损失扩大的责任。同时根据实际情况行使合同解除权或变更权。（3）协调上下游。企业及时、主动联络上下游企业，共同商讨后续进一步合作的方式与风险分担方案，并及时形成书面备忘录、会议纪要、补充协议以固定协商成果。

207. 进口合同因疫情影响而无法完全按约履行，国内企业作为进口方该如何应对

问：某公司的进口合同因疫情影响而无法完全按约履行，该公司作为进口方该如何应对？

答：除合同特别约定外，本次疫情一般不会引发进口方违约导致进口合同的终止履行或解除，但不排除国际上部分国家（地区）关闭部分物流、国内货运受阻等情形。因此，进口方应及时掌握相关信息并妥善协调。（1）关注相关国家、地区是否有关闭部分物流的情况。根据实际情况行使合同解除权或变更权。（2）保障付款渠道顺畅。如果合同约定信用证付款的，进口方应考虑疫情对银行工作时间的影响，确有影响的应及时通知国外卖方。（3）核实国内物流仓储情况。进口企业应当及时联系国内承运、物流仓储服务机构，避免关联违约，必要时选择替代方案。

208. 受疫情影响的海上货物运输合同履行是否会受到影响，该如何应对

问：某公司的海上货物运输合同的履行是否受疫情影响，该如何应对？

答：会受到影响。在疫情被 WHO（世界卫生组织）认定为国际公共紧急卫生事件的情况下，海上货物运输船可能面临隔离、绕航问题，

船员的安全问题，船舶入境卫生检疫许可问题，该等问题对履行海上货物运输合同均会产生实质影响。建议企业密切关注出发港和到达港的相应措施，必要时变更航线、运输方式，根据实际情况行使合同解除权或变更权。

三、借款合同

209. 金融机构是否能以疫情对企业经营造成影响为由，要求提前解除金融借款合同，停止或迟延发放贷款、提前收回贷款

问：疫情期间，某金融机构是否能以疫情对企业经营造成影响为由，要求提前解除金融借款合同，停止或迟延发放贷款、提前收回贷款？

答：在金融借款合同约定的还款期限尚未届满前发生疫情的，企业经营短期内会受到影响，但如无法定或约定解除事由，其主张将不被法院支持。金融机构迟延发放或提前收回贷款的，企业作为借款人可以要求金融机构继续履行合同并承担违约责任。

210. 借款人迟延履行还款义务是否需要承担违约责任

问：疫情期间，企业作为借款人如迟延履行还款义务，是否需要承

担违约责任?

答：鉴于当前社会生活中电子支付方式的普遍适用，疫情并不会导致借款企业自身还款义务的消灭。因此，企业作为借款人如迟延履行还款义务，仍需要承担违约责任。此外，如企业确受疫情影响导致迟延履行还款义务的，其违约责任的承担可适用公平原则并结合政府相关支持性政策予以衡量。

211. 企业无法按时向金融机构还贷，可否延期还贷

问：某公司受到疫情影响无法按时向银行等金融机构还贷时，可否延期还贷?

答：根据《关于加强银行业保险业金融服务配合做好新型冠状病毒感染的肺炎疫情防控工作的通知》（银保监办发〔2020〕10号）的有关规定，各银行有权自行决定企业能否延期还贷。目前多家银行已出台相关措施，如交通银行推行“对于受疫情影响经营遇到暂时困难的企业，根据实际情况通过延长还款期限、减免逾期利息、无还本续贷、信贷重组等方式支持企业正常运营”。

因此，建议企业随时关注相关贷款银行是否推行相关政策，如有，需与业务经办人员确认延期贷款的具体安排。如经确认无相关政策的，企业仍须按时还贷或进行展期等操作。

212. 企业无法按时向非金融机构还贷，可否延期还贷

问：某公司受到疫情影响无法按时向小贷公司、融资租赁公司等非金融机构还贷时，可否延期还贷?

答：部分地区如四川发布了有关“小额贷款公司、融资租赁公司等要优化服务流程，拓宽抵押担保物范围，降低息费水平”的文件，但对延期还贷，目前政策尚无明确规定。建议企业和贷款主体先行协商，提供并留存企业因受疫情影响导致无法按时还贷的相关证据。

四、施工合同

213. 新型冠状肺炎疫情能否构成施工工期延误等违约责任的免责事由

问：在建设工程施工合同中，新型冠状肺炎疫情能否构成工期延误等违约责任的免责事由?

答：此次新型冠状肺炎疫情如认定为不可抗力事件，疫情发生后政府先后发布了迟延复工通知、复工需经审批等措施，施工单位因疫情原因无法按期完成竣工，客观上导致工程项目工期延误，并且该工期延误不可归责于施工单位，施工单位可以对因不可抗力导致的工期延误主张免除违约责任。但需要注意的是，免责不意味着可以放任损失扩大，对施工方单方放任损失的索赔行为或在不可抗力事件发生前就已发生延期

违约的情况下，法院往往认为该部分放任损失的工期及费用索赔不成立。施工方仅在不可抗力影响所及的范围内免除责任，如果不可抗力与施工企业自身违约的原因共存，从而导致损害发生，则应本着“原因与责任成比例”的原则，施工企业也应承担责任。

214. 在建设工程施工合同中，因新型冠状肺炎疫情产生的不可抗力相关费用如何承担

问：某公司在建设工程施工合同中，因新型冠状肺炎疫情产生的不可抗力相关费用如何承担？

答：此次新型冠状肺炎疫情如认定为不可抗力事件，关于不可抗力产生的费用分担应当遵从双方合同约定。如在2017版《建设工程施工合同示范文本》（GF-2017-0201）通用条款17.3条“不可抗力后果的承担”约定：“不可抗力引起的后果及造成的损失由合同当事人按照法律规定及合同约定各自承担。不可抗力发生前已完成的工程应当按照合同约定进行计量支付。不可抗力导致的人员伤亡、财产损失、费用增加和（或）工期延误等后果，由合同当事人按以下原则承担：（1）永久工程、已运至施工现场的材料和工程设备的损坏，以及因工程损坏造成的第三人人员伤亡和财产损失由发包人承担；（2）承包人施工设备的损坏由承包人承担；（3）发包人和承包人承担各自人员伤亡和财产的损失；（4）因不可抗力影响承包人履行合同约定的义务，已经引起或将引起工期延误的，应当顺延工期，由此导致承包人停工的费用损失由发包人和承包人

合理分担，停工期间必须支付的工人工资由发包人承担；（5）因不可抗力引起或将引起工期延误，发包人要求赶工的，由此增加的赶工费用由发包人承担；（6）承包人在停工期间按照发包人要求照管、清理和修复工程的费用由发包人承担。”

215. 新冠肺炎疫情对主张建设工程价款优先受偿权期间是否适用中止或中断

问：新冠肺炎疫情对主张建设工程价款优先受偿权期间是否适用中止或中断?

答：不适用。根据《建设工程司法解释（二）》第22条规定：“承包人行使建设工程价款优先受偿权的期限为六个月，自发包人应当给付建设工程价款之日起算。”应当注意，建设工程价款优先受偿权规定的六个月的行使期限属于“除斥期间”，自发包人应当给付建设工程价款之日起算，期间不因任何原因中止、中断。因此，施工企业若在疫情影响期间优先权期限将要届满的，应注意及时主张。

216. 已投保建工类保险的是否可以要求保险公司理赔因疫情而产生的损失

问：某公司已投保建工类保险，是否可以要求保险公司理赔因疫情而产生的损失?

答：建筑工程保险是财产保险的一种。承保对象为各类工业、民用以及公共事业的土木建筑项目。承保范围一般包括：（1）某些自然灾害如洪水、雷电、风暴等引起的损失；（2）某些人为原因，如盗窃、工人技术人员的过失、恶意行为等引起的损失；（3）某些不可预料的突发事故等。针对疫情引发的损失，施工单位应确认各类损失是否属于保险的赔付责任范围，并根据保单要求的时间期限及条件申请理赔。

217. 受疫情事件的影响，企业能否解除施工合同

问：某公司因受疫情事件的影响，能否解除施工合同?

答：根据《合同法》第九十四条之规定，因不可抗力致使不能实现合同目的，当事人可解除合同。因此，判断是否享有合同解除权的关键在于如何认定不能实现合同目的。如果因为不可抗力的影响，建设单位或施工企业长期无法进行施工，导致与其当初订立合同所依据的相关条件发生重大变化，建设单位和施工单位均有权要求解除合同。例如，《建设工程施工合同示范文本》（GF-2017-0201）第17.4条约定："因不可抗力导致合同无法履行连续超过84天或累计超过140天的，发包人和承包人均有权解除合同。"因此，建设单位和施工单位应当参照此条综合考虑合同解除条件是否成就，不得以疫情导致不可抗力为由随意行使解除权。

五、物业服务合同

218. 物业公司是否可以对小区实施封闭性管理

问：物业公司是否可以对小区实施封闭性管理？

答：目前虽然暂无法律明确规定防疫期间物业公司可以对小区实施封闭性管理，但是，根据《中华人民共和国传染病防治法》第九条规定："国家支持和鼓励单位和个人参与传染病防治工作。各级人民政府应当完善有关制度，方便单位和个人参与防治传染病的宣传教育、疫情报告、志愿服务和捐赠活动。"同时，中国物业管理协会发布的《物业管理区域新型冠状病毒性肺炎疫情防控工作操作指引（试行）》第四条"防控操作指引"第（三）款"出入控制"第1项之规定，物业公司为了切断传染病的传播途径，可以加强车辆、人员出入的管理，比如：（1）原则上拒绝非本小区业主或使用人及车辆进入物业管理区域（包括但不限于快递员、外卖员等）；（2）对外出车辆和人员实施登记，登记内容含基本行程、去向；（3）对进入人员进行测量体温，超37.3℃的，及时报告辖区内卫生健康部门。故物业公司可以参照该规范相应措施对小区采取"封闭式管理"。

219. 业主不配合测试体温或体温超标，物业公司能拒绝业主进入小区吗

问：疫情期间，某物业公司按规定进行体温测试，业主不配合，物业公司能拒绝业主进入小区吗?

答：可以。物业服务企业具有维修管理区域卫生的职责，物业公司对于不配合测试体温的业主，物业公司可采取如下措施：（1）劝导并同时做好证据的固定，比如录像、录音等；（2）劝导无效后及时报警。在检测中发现有发热的业主，可以拒绝其进入小区，同时立即上报所在地卫生健康部门或街道办事处。

220. 物业公司能否禁止“武汉返回人员”外出

问：物业公司能否禁止“武汉返回人员”外出? 业主不予配合怎么办?

答：可以，应及时报当地卫生健康部门。根据《关于加强新型冠状病毒感染的肺炎疫情社区防控工作的通知》的规定，社区要发布告示，要求从疫区返回人员应立即到所在村支部或社区进行登记，并到本地卫生院或村医或社区卫生服务中心进行体检，每天两次体检，同时主动自行隔离 14 天。物业公司应当配合所在社区做好武汉返回人员的居家隔离工作。物业公司对需要隔离的人员负有登记、报告的义

务，建议物业公司与该部分业主做好解释工作，说服其做好自我隔离的工作，且做好跟踪。根据《突发公共卫生事件应急条例》第四十四条规定："在突发事件中需要接受隔离治疗、医学观察措施的病人、疑似病人和传染病病人密切接触者在卫生行政主管部门或者有关机构采取医学措施时应当予以配合；拒绝配合的，由公安机关依法协助强制执行。"

因此，如业主不予配合，物业公司应及时向当地卫生健康部门报告，并报警处理，避免采取任何强制性措施。

221. 物业公司能否关闭小区内人员聚集的场所

问：物业公司是否应关闭小区内会所、儿童区域等人员聚集的场所?

答：应暂时关闭。会所、儿童区域等人员聚集的场所属于可能造成传染病扩散的场所，根据《中华人民共和国突发事件应对法》第十一条第二款规定，公民、法人和其他组织有义务参与突发事件应对工作；第四十五条第一款第（七）项规定，关闭或者限制使用易受突发事件危害的场所，控制或者限制容易导致危害扩大的公共场所的活动；根据《中华人民共和国传染病防治法》第四十二条第一款第（五）项规定，封闭可能造成传染病扩散的场所。依据中国物业管理协会发布的《物业管理区域新型冠状病毒性肺炎疫情防控工作操作指引（试行）》第四条"防控操作指引”第（四）款“区域封闭管理”之规定，物业公司应关闭该部分场所，以阻断疫情扩散的途径。

222. 物业公司是否有权力披露被隔离人员的基本信息

问：物业公司是否能够告知其他业主小区内被隔离的人员信息，如房号等具体信息?

答：物业公司没有权力披露被隔离的人员的基本信息。《中华人民共和国传染病防治法》第十二条第一款规定：“疾病预防控制机构、医疗机构不得泄露涉及个人隐私的有关信息、资料。”同样，物业公司对获取的被隔离的人员信息负有保密义务，不得对外披露该部分人员的信息，包括姓名、房号、身份证号码等等，但应对其他业主履行提醒义务，注意防护安全。

223. 物业公司能否以防疫新冠病毒为由，向业主收取相关费用

问：某物业公司以防疫新冠病毒为由，向业主收取相关费用，是否可行?

答：在尚无法律政策明确规定的情况下，物业公司不得擅自以防疫

新冠病毒为由，向业主收取相关费用。但考虑到投入增大，可借助政策缓解经营压力，如申请“稳岗补贴”，持续关注物业公司所在地政府政策优惠和扶持措施并主动申请。

224. 业主未按期交纳物业费的是否要承担违约金

问：因疫情管控影响，业主未按期交纳物业费，是否要按照物业服务合同约定承担违约金?

答：如物业费应缴期限在政府采取疫情防控措施前，业主需按约支付已欠缴部分相应的违约金。

如物业费应缴期限在政府采取防控措施之后，则视支付方式而定：物业公司仅采取现金缴纳方式，业主在疫情防控期间未缴，无需缴纳违约金；物业公司除现金缴纳外，若提供微信、App交费、支付宝等其他方式，可采取线上缴费的方式缴纳，拒不支付，则需承担未缴纳期间的违约金。

225. 业主无法返回，该期间物业费能否按照空置计算

问：因疫情影响，业主无法返回房屋，该期间物业费能否按照空置计算?

答：暂无对空置房屋不收取物业费的明确规定，多数认为业主虽未居住，但仍应当支付物业费。

226. 业主欠缴物业费，物业公司是否可以拒绝提供消毒服务

问： 业主欠缴物业费，或经催促后仍未缴纳，欠费期间物业公司是否可以拒绝提供该户门区域的消毒服务?

答： 不行。防疫时期的消毒工作已不属于单纯的物业服务，而是配合政府行为的义务性工作。即使双方未在合同中做出明确约定，根据《中华人民共和国突发事件应对法》第五十六条等相关法律规定,在特殊时期，物业服务企业也必须按照政府决策，配合政府采取应急处置措施，做好本单位相关应急工作。

227. 商铺承租人或使用人能否以疫情为由主张物业公司必须减免物业费

问： 某商铺承租人以疫情为由，主张物业公司必须减免物业费，是否可行?

答： 首先看合同约定，看是否有类似“因意外事件（如非典等传染疾病、突发事件等）致使无法正常经营的，应减免该期间的物业费”等相关的条款,有约定按照约定执行。若没有约定或约定不明,在疫情期间，虽然商铺停止营业，若物业公司对商铺的物业服务工作未停止的情况下，如对于小区外围的商铺，对该商铺相关区域环境卫生维护、消毒监测等工作都如期进行，则商铺承租人或使用人不能要求物业公司必然减免物业费。若双方协商一致，可以酌情减免。

228. 业主能否以物业公司对新冠肺炎病毒的防疫措施不到位为由拒绝交纳物业费

问：某业主以物业公司对新冠肺炎病毒的防疫措施不到位为由拒绝交纳物业费，是否可行?

答：不可行。物业服务的内容包括物业管理区域内的绿化养护、秩序维护、共用部位及设施设备的日常维护等多个方面，新冠病毒的防疫是近期物业公司工作的重点，但只是物业服务内容的一部分，业主不能以防疫措施不到位为由拒交或不交物业费。若由相关政府部门认定物业公司确实存在防疫措施不到位的情形的，也应根据物业服务合同履行情况而酌情减少物业费而非完全不交。

六、租赁合同

229. 房屋租赁合同期间内，出租方要求承租方强制停业的，是否构成对租赁合同的违约

问：房屋租赁合同期间内发生疫情，出租方要求承租方强制停业的，是否构成对租赁合同的违约?

答：在没有合同依据的情况下，出租方一般无权要求承租方停业，但因政府及有关部门为防控疫情而采取行政措施通知承租方强制停业的，不构成对租赁合同的违约。

230. 租赁合同中没有不可抗力条款，合同相对方能否以不可抗力为由主张减免相应责任

问：租赁合同中没有不可抗力条款，或者虽有不可抗力条款但未明确涵盖“瘟疫、传染性疾病、政府紧急政策”的情形下，合同相对方能否以不可抗力为由主张减免相应责任?

答：不可抗力是法定免责事由，根据《中华人民共和国合同法》第一百一十七条“因不可抗力不能履行合同的，根据不可抗力的影响，部分或者全部免除责任，但法律另有规定的除外。本法所称不可抗力，是指不能预见、不能避免并不能克服的客观情况”，即使合同中没有不可抗力条款或者没有明确约定包含瘟疫、新冠病毒情形，但是根据上文的界定，新冠肺炎疫情在司法实践中大概率会被认定为不可抗力且该因素对于合同履行产生不能履行、履行受限情况的，相对方可以援引法定的不可抗力条款主张相应免责。

231. 经营性用房是否应当免除疫情期间的全部或者部分租金

问：对于商场、门面、酒店、厂房及其他经营性用房，是否应当免除疫情期间的全部或者部分租金（固定租金方式）?

答：可由租赁合同双方协商确定是否减免及减免的比例。建议租赁合同双方本着利益均衡和公平原则进行协商，分摊疫情影响期间的

租金，不建议承租方在出租方未同意的情况下单方拒绝缴纳全部或部分租金。

232. 停业期间是否应当支付分成租金、保底租金

问： 对于采用扣点分成方式支付租金的商场铺位或者其他房屋租赁，受新冠肺炎疫情影响的停业期间是否应当支付分成租金、保底租金?

答： 扣点分成方式通常在人员密集聚集的购物中心商场铺位租赁中使用，购物中心与租用铺位的商户约定分成点数，并在约定时期按销售收入乘以分成点数计收租金，租金收入直接与商户销售收入挂钩。故对于扣点分成租金，受新冠疫情影响没有经营的，因没有收益故不存在支付分成租金；对于租赁合同中既约定扣点分成，又约定了保底租金的，受新冠肺炎疫情影响的停业期间是商场统一安排的，不属于承租方的过错造成无法经营，此情形下再行收取保底租金有违公平原则，建议出租方免除承租方该期间的保底租金。

233. 承租方能否以新冠肺炎疫情为由主张迟延缴纳租金

问： 承租方能否以新冠肺炎疫情为由主张迟延缴纳租金?

答：若租赁合同有关于疫情发生后的租金迟延支付条款的，承租方可依约适用合同条款。若无前述条款的，但承租方存在因治疗或疫情防控需要被采取强制隔离无法及时支付租金的情况，可援引不可抗力，但应当在具备支付条件的合理期限内支付。建议承租方与出租方及时就迟延缴纳事宜进行协商，协商不成，仍应继续支付。

234. 出租方能否以承租方拒绝或迟延缴纳租金为由主张解除租赁合同

问：出租方能否以承租方拒绝或迟延缴纳租金为由主张解除租赁合同?

答：一方面，租赁合同中通常都对承租方拒绝、迟延缴纳租金时的合同解除和违约责任进行了约定；另一方面，根据《中华人民共和国合同法》第二百二十七条规定："承租人无正当理由未支付或者迟延支付租金的，出租人可以要求承租人在合理期限内支付。承租人逾期不支付的，出租人可以解除合同。"因此，租赁合同没有约定疫情之下的租金免除或迟延支付条款，且承租方无疫情防控和治疗需要被强制隔离等不可抗力事由，承租方拒绝或迟延缴纳租金，经出租方催收且经过合理宽限期后仍继续拖欠租金的，出租方有权单方通知承租方解除双方租赁合同。

235. 租赁房屋的交付日届至，合同各方应如何处理

问： 租赁房屋的交付日、交还日在新冠肺炎疫情期间届至，合同各方应如何处理？

答： 如租赁合同的交付日、交还日在新冠疫情期间的，且确因新冠肺炎疫情造成房屋无法交付、交还的，交付、交还期限应当延期，义务方应及时通知相对方，并在受影响情形消失后第一时间履行交付、交还义务。

236. 疫情期间出租方是否有权拒绝承租方进入、使用租赁房屋

问： 对于个人租住房屋，在疫情期间，出租方是否有权拒绝承租方进入、使用租赁房屋？

答： 租赁合同是出租方将租赁物交付承租方使用、收益，承租方支付租金的合同。根据《中华人民共和国合同法》第二百一十六条规定："出租人应当按照约定将租赁物交付承租人，并在租赁期间保持租赁物符合约定的用途。"因此租赁期间房屋的使用权应当属于承租方，虽然发生疫情，但并不影响承租方对房屋的使用权利，在承租方配合社区、物业检查、检疫等规定情形下，承租方有权使用房屋，出租方拒绝使用房屋的，涉嫌违约，承租方有权要求其承担违约责任。

七、房屋买卖合同

237. 房地产企业无法与客户签订《商品房认购合同》是否构成违约

问：某房地产企业因新冠肺炎疫情影响无法与客户签订《商品房认购合同》是否构成违约?

答：若因此次新冠肺炎疫情构成不可抗力，房地产企业应政府要求关闭签约场所，则签约期限顺延至恢复签约时，不构成房地产企业的违约情形，但房地产企业应将可签约时间提前通知客户并留出合理期限，通知可以采用微信、电话录音等，如合同约定应书面通知的，应以书面方式并通过邮件等方式送达客户。

238. 购房客户延期付款的，是否构成违约

问：购房客户因新冠肺炎疫情延期付款，是否构成违约?

答：根据《中华人民共和国合同法》《中华人民共和国民法总则》等相关规定，买卖合同中的金钱给付义务通常不构成不可抗力，尤其现阶段电子支付等支付方式如此便捷。但若购房客户存在因感染新冠肺炎或被要求隔离导致无法及时付款的，其延期付款主张可能会得到支持；

如购房客户以新冠肺炎疫情影响其收入导致迟延付款或解除合同，通常不会得到支持。应以具体个案的具体情况进行分析。

239. 房地产企业可否主张因新冠肺炎疫情导致房屋延期交付而免责或减轻责任

问： 因新冠肺炎疫情，某房地产企业可否主张导致房屋延期交付而免责或减轻责任?

答： 此次新型肺炎疫情如认定为不可抗力事件，房地产企业产生逾期交房时是否可以不可抗力为由免除逾期交付的责任也应区分情况考虑：（1）因疫情影响采取封城措施或发布延期复工通知的地区给房地产开发企业带来直接、实质影响的，该类地区受影响的房地产开发企业延期交付的，可以不可抗力为由要求免除或减轻相关责任。（2）没有采取延期复工或疫情较为轻微的地区，要根据相关因素综合判断房地产开发企业的延期交付是否可以该疫情作为不可抗力免责事由，相关因素主要考虑：①是否因疫情造成人工短缺；②是否因交通管制造成原材料短缺；③是否存在确诊或疑似病例导致工地被隔离；④房地产开发企业自身是否存在过错等。如果房地产开发企业有证据证明疫情与交付延期之间存在因果关系的，则可以适用不可抗力的免责或减责事由；反之，则不能作为免责事由。

240. 出卖方或购房者一方不能及时依约按期签订正式《商品房买卖合同》/《二手房买卖合同》，是否应当承担违约责任

问：新冠肺炎疫情背景下，出卖方或购房者一方不能及时依约按期签订正式“商品房买卖合同”/“二手房买卖合同”，是否应当承担违约责任?

答：本次疫情如认定为不可抗力。如果疫情导致的封路、封城、隔离、停工等其他情况进而导致当事人确无法按期依约签订正式“房屋买卖合同”的，根据“不可抗力”的有关规定，主张不可抗力的一方应与合同相对方说明情况，保持沟通，合同相对方应给予受不可抗力影响一方一定的宽限期，待疫情影响消失后，双方再行签订正式《房屋买卖合同》。

241. 购房者一方不能及时依约按期办理房屋贷款手续，是否应当承担违约责任

问：新冠肺炎疫情背景下，购房者一方不能及时依约按期办理房屋贷款手续，是否应当承担违约责任?

答：如果因疫情原因导致银行不能办理房贷业务或购买方无法前往银行办理房贷业务，根据“不可抗力”的有关规定，购买方应与出卖方说明情况，保持沟通。出卖方应给予购房者一定的宽限期，待疫情影响消失后，购买方应立即办理贷款手续。

242. 购房者延迟支付购房款的，是否应当承担违约责任

问： 新冠肺炎疫情背景下，购房者延迟支付购房款的，是否应当承担违约责任?

答： 《房屋买卖合同》中对于购房款的支付的期限和金额通常有明确约定，购房者应严格依约履行合同，虽然疫情会对购房者的收入有所影响，但是并不构成延迟付款的法定事由。因此为避免承担逾期付款的违约责任，建议购房者与出卖方或放贷银行协商，协商不成，仍应继续支付购房款或房贷。

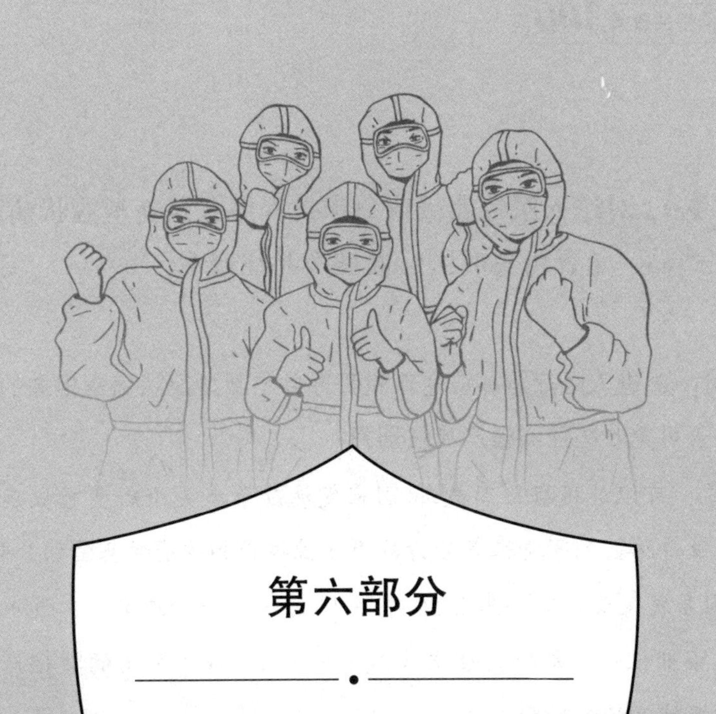

第六部分

物价管理案例

及政策解答

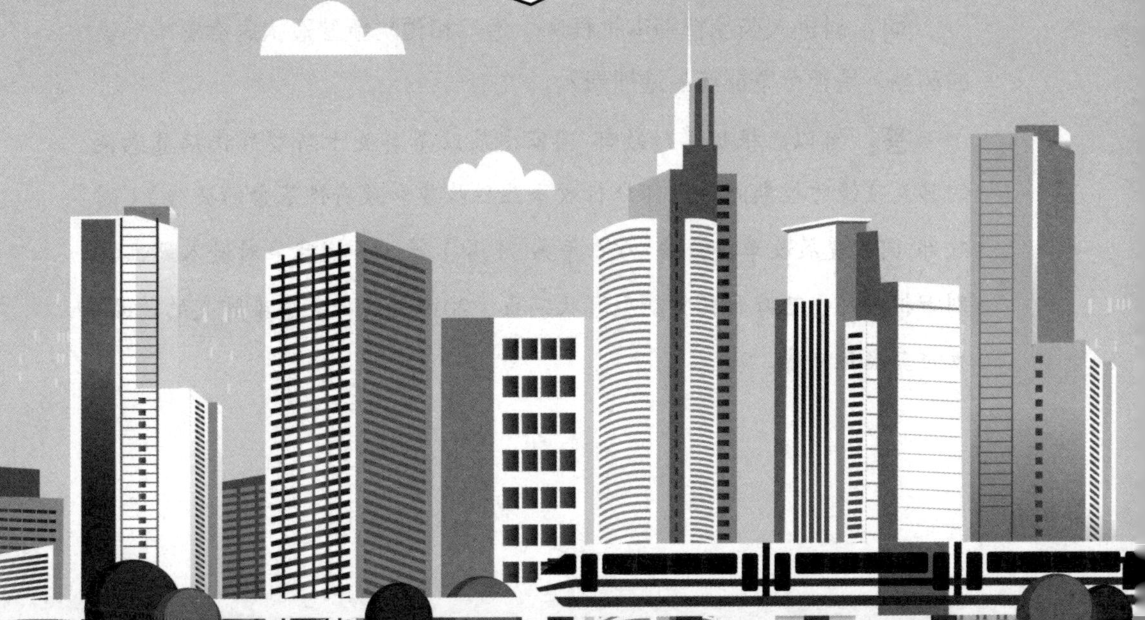

243. 对进入医疗器械应急审批程序并与新型冠状病毒相关的防控产品，是否可免收医疗器械产品注册费

问：对进入医疗器械应急审批程序并与新型冠状病毒相关的防控产品，是否可免收医疗器械产品注册费?

答：可以。根据《财政部 国家发展改革委关于新型冠状病毒感染的肺炎疫情防控期间免征部分行政事业性收费和政府性基金的公告》（财政部 国家发展改革委公告2020年第11号）第一条规定，对进入医疗器械应急审批程序并与新型冠状病毒（2019-nCoV）相关的防控产品，免征医疗器械产品注册费。

244. 对进入药品特别审批程序、治疗和预防新型冠状病毒感染肺炎的药品，是否可免征药品注册费

问：对进入药品特别审批程序、治疗和预防新型冠状病毒感染肺炎的药品，是否可免征药品注册费?

答：可以。根据《财政部 国家发展改革委关于新型冠状病毒感染的肺炎疫情防控期间免征部分行政事业性收费和政府性基金的公告》（财政部 国家发展改革委公告2020年第11号）第一条规定，对进入药品特别审批程序、治疗和预防新型冠状病毒（2019-nCoV）感染肺炎的药品，免征药品注册费。

245. 航空公司应缴纳的民航发展基金是否可免除

问：在疫情期间，航空公司应缴纳的民航发展基金是否可免除？

答：可以。根据《财政部 国家发展改革委关于新型冠状病毒感染的肺炎疫情防控期间免征部分行政事业性收费和政府性基金的公告》（财政部 国家发展改革委公告2020年第11号）第二条规定，免征航空公司应缴纳的民航发展基金。

246. 企业的用气成本是否有优惠政策

问：为坚决打赢新冠肺炎疫情防控阻击战，支持企业复工复产，企业的用气成本上是否有优惠政策？

答：根据《国家发展改革委关于阶段性降低非居民用气成本支持企业复工复产的通知》（发改价格〔2020〕257号）规定，在现行天然气价格机制框架内，提前实行淡季价格政策，尽可能降低企业用气成本。执行政府指导价的非居民用气，以基准门站价格为基础适当下调，尽可能降低价格水平。对化肥等涉农生产且受疫情影响大的行业给予更加优惠的供气价格。价格已放开的非居民用气，鼓励天然气生产经营企业根据市场形势与下游用气企业充分协商沟通，降低价格水平。

247. 企业的电价成本是否有优惠政策

问：为坚决打赢新冠肺炎疫情防控阻击战，支持企业复工复产，企业的用电成本上是否有优惠政策？

答：根据《国家发展改革委关于阶段性降低企业用电成本支持企业复工复产的通知》（发改价格〔2020〕258号）的规定，此次降电价范围为除高耗能行业用户外的，现执行一般工商业及其他电价、大工业电价的电力用户。自2020年2月1日起至6月30日止，电网企业在计收上述电力用户（含已参与市场交易用户）电费时，统一按原到户电价水平的95%结算。

248. 降低企业用电成本的政策执行时间至何时

问：降低企业用电成本的政策执行时间至何时？

答：2020年6月30日。根据《国家发展改革委关于阶段性降低企业用电成本支持企业复工复产的通知》（发改价格〔2020〕258号）第三条规定，2020年2月7日出台的《关于疫情防控期间采取支持性两部制电价政策降低企业用电成本的通知》（发改办价格〔2020〕110号），进一步明确执行至2020年6月30日。

249. 国内成品油价格是否有下调机制

问： 国内成品油价格是否有下调机制?

答： 有。根据发改委发布的《国内成品油价格按机制下调》及近期国际市场油价变化情况，按照现行成品油价格形成机制，自2020年2月18日24时起，国内汽、柴油价格（标准品，下同）每吨分别降低415元和400元。相关价格联动及补贴政策按现行规定执行。

250. 在疫情期间，中小企业生产经营所需的用电、用水、用气，是否会存在“欠费不提供”现象

问： 在疫情期间，某公司生产经营所需的用电、用水、用气，是否会存在“欠费不提供”现象

答： 不会。根据《工业和信息化部关于应对新型冠状病毒性肺炎疫情帮助中小企业复工复产共渡难关有关工作的通知》（工信明电〔2020〕14号）第一条第三点规定，推动有关单位对疫情期间中小企业生产经营所需的用电、用水、用气，实施阶段性缓缴费用，缓缴期间实行“欠费不停供”措施。

251. 在疫情期间，是否鼓励国家和省级小型微型企业创业创新示范基地适当减免或延期收取中小企业的租金、物业管理和其他费用

问：在疫情期间，是否鼓励国家和省级小型微型企业创业创新示范基地适当减免或延期收取中小企业的租金、物业管理和其他费用？

答：是。根据《工业和信息化部关于应对新型冠状病毒性肺炎疫情帮助中小企业复工复产共渡难关有关工作的通知》（工信明电〔2020〕14号）第五条第十六项规定，鼓励国家和省级小型微型企业创业创新示范基地、享受过财政支持政策的创新创业特色载体等在疫情期间适当减免或延期收取中小企业的租金、物业管理和其他费用，支持企业创新发展。

252. 哪些线上职业技能培训平台对劳动者实行重点课程免费开放

问：疫情期间是否有对劳动者实行重点课程免费开放的职业技能培训平台？

答：有。根据国家发展改革委办公厅等四部门《关于应对新型冠状病毒感染肺炎疫情支持鼓励劳动者参与线上职业技能培训的通知》（发改办就业〔2020〕100号）第一条规定，免费开放线上职业技能培训资源。疫情期间，依托“工业和信息化技术技能人才网上学习平台”（www.

tech-skills.org.cn）、“技能强国——全国产业工人技能学习平台”（PC端：skills.kjcxchina.com，移动端：skills.kjcxchina.com/m）、“学习强国”技能频道、“中国职业培训在线”（px.class.com.cn）、“中国国家人事人才培训网”（www.chinanet.gov.cn）等线上职业技能培训平台，对劳动者实行重点课程免费开放。

253. 基础电信企业对在疫情期间参加线上职业技能培训是否予以优惠

问：某基础电信企业对在疫情期间参加线上职业技能培训是否予以优惠?

答：有优惠。根据国家发展改革委办公厅等四部门《关于应对新型冠状病毒感染肺炎疫情支持鼓励劳动者参与线上职业技能培训的通知》（发改办就业〔2020〕100号）第三条的规定，基础电信企业对在疫情期间参加线上职业技能培训予以优惠。

254. 劳动者是否可依据线上培训学时、学分等培训成果，在公共实训基地等线下培训场所优先参加职业技能实训

问：某员工在线上职业技能培训平台的培训学时，线下培训场所是否可以优先参加职业技能实训?

答：可以。根据发改办就业〔2020〕100号文件第四条的规定，建立劳动者线上职业技能培训台账，做好培训积分管理。加强职业技能培训线上线下融合，疫情结束后一年内，劳动者可依据线上培训学时、学分等培训成果，在公共实训基地等线下培训场所优先参加职业技能实训。鼓励有条件的地方将线上职业技能培训学分纳入“学分银行”，依据培训学分为劳动者在有关职业资格认证考试中提供加分、免试等优惠待遇。

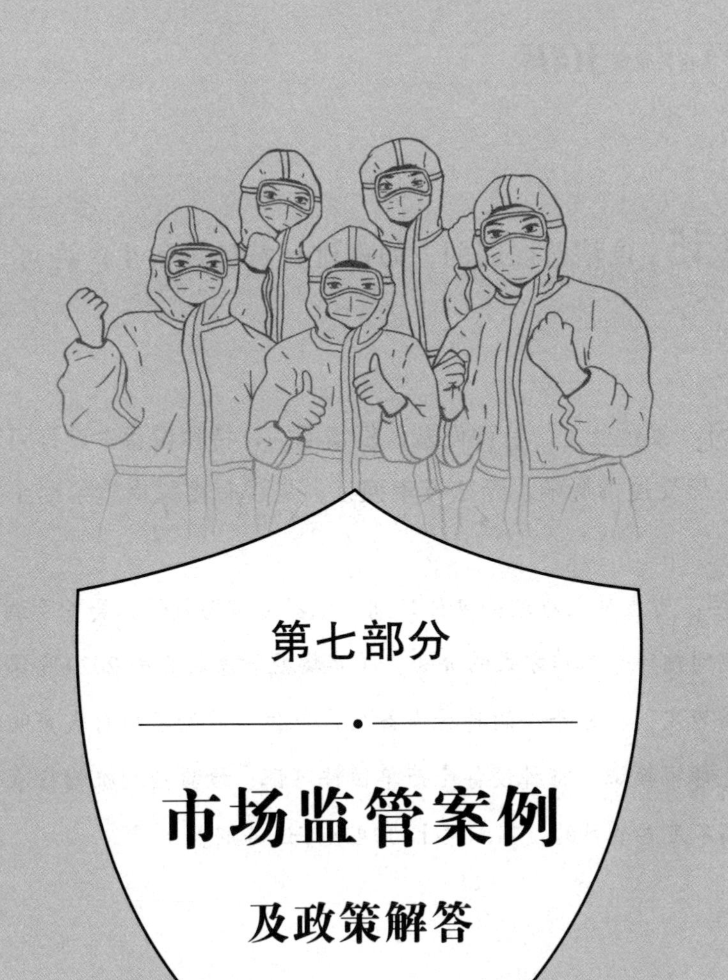

第七部分

市场监管案例

及政策解答

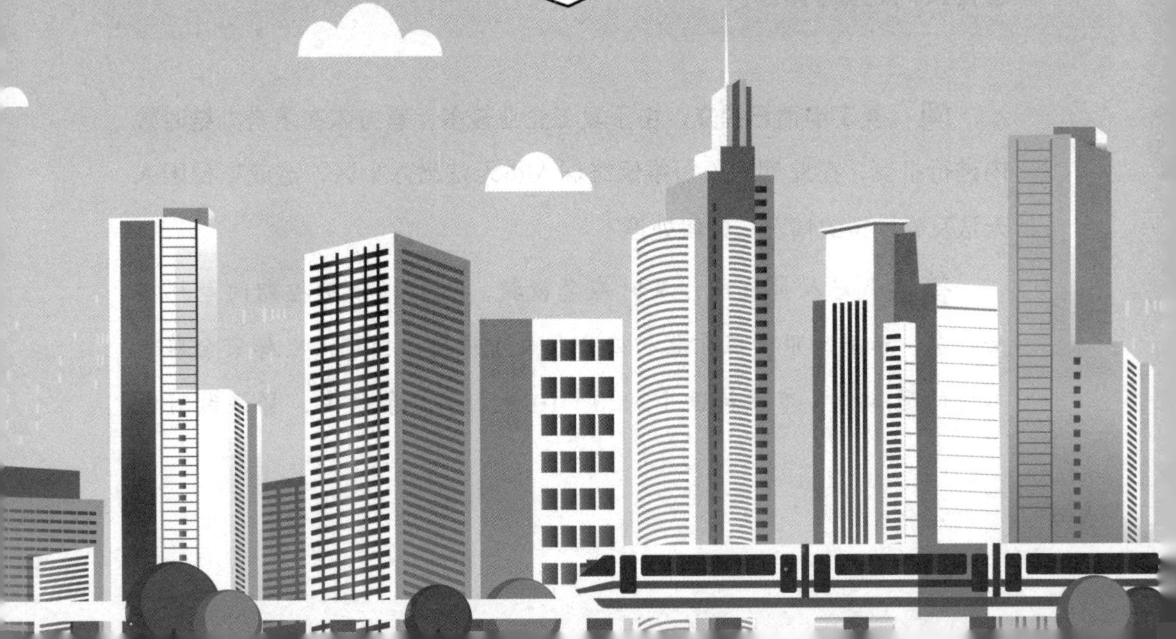

255. 疫情防控期间，如何进行特种设备生产许可证评审换证

问：某企业生产特种设备，疫情期间，特种设备生产许可证即将到期，但受疫情影响，无法评审换证，是否有相关措施帮助企业渡过难关？

答：可在网上办理许可证延期。根据《市场监管总局关于调整疫情防控期间接待等工作方式的公告》（市场监管总局公告2020年第6号）第三条规定，符合条件的特种设备生产单位，鼓励采用自我声明承诺的方式免评审换证。特种设备生产单位许可证、检验检测机构核准证有效期届满不足6个月的，可以网上办理许可证延期。

256. 复工申请已提交未批复的情况下，电梯故障困人等应急救援问题如何应对

问：复工申请已提交，由于复工企业较多，官方未在承诺办结时效内进行批复，在此期间公司维修维保人员无法出入小区，造成电梯困人无法及时救援的情况，如何处理？

答：做好人员值班，及时应急救援。针对疫情防控期间电梯安全要求，根据《市场监管总局办公厅关于疫情防控期间电梯安全监管工作的通知》（市监特设〔2020〕10号）第二条规定，督促做好电

梯困人故障应急救援工作。督促电梯使用和维保单位做好人员值班，确保应急对讲和电话畅通，做到及时应急救援。建立电梯应急救援服务平台的地区，要做好值班值守，加强协调和调度，及时处置电梯困人等突发情况。实行交通管控的地区，市场监管部门应根据需要协调相关部门，报备电梯应急救援人员、车辆等信息，保障救援人员和车辆通行。

257. 质量认证证书有效期满或需监督审核再认证维持证书等情况，应如何处理

问：疫情期间，企业质量认证证书有效期满或需监督审核及再认证维持证书的情况，如何进行处理？

答：认证证书有效期可延迟至疫情解除后3个月。根据《市场监管总局办公厅关于在新型冠状病毒感染肺炎疫情防控期间实施好质量认证相关工作的通知》（市监认证〔2020〕9号）第二条规定，至疫情解除前，对有效期满或需监督审核及再认证维持的认证证书，认证机构可结合自身换发/维持认证证书相关情况，顺延既有认证证书有效期至疫情解除后3个月；对于受疫情影响停产而不能接受监督审核/工厂检查的企业所持有的认证证书，认证机构对认证证书实施暂停等处理的时限，可延迟至疫情解除后3个月。

258. 疫情防控期间市场主体登记注册是否可以采取网络登记注册的方式

问：疫情防控期间，部分地区市场主体登记注册现场窗口暂停服务，企业是否能通过网络途径进行登记注册?

答：可以。根据《市场监管总局办公厅关于新型冠状病毒感染肺炎疫情防控期间做好市场主体登记注册工作的通知》（市监注〔2020〕8号）第一条规定，鼓励在疫情防控期间实行全程网办。疫情防控期间，各地市场监管部门要积极引导企业和社会公众全程通过网上办理市场主体登记注册业务，推行办件寄递、自助打印等服务，尽可能减少人员接触。疫情严重地区，经报地方党委政府批准和上级市场监管部门备案后，可暂停市场主体登记注册现场窗口服务，全程通过网上办理。

259. 疫情防控期间市场监管部门是否接受新办企业食品生产许可申请以及其他企业食品生产许可变更申请

问：在疫情防控特殊时期，考虑食品安全因素，市场监管部门是否接受新办企业食品生产许可申请以及其他企业食品生产许可变更申请?

答：可以办理。根据2月25日国务院联防联控机制就“维护市场秩序　支持复工复产”开展的新闻发布会，国家市场监督管理总局食品经营司稽查专员陈谞表示，在疫情防控期间，各地市场监管部门可以结合食品安全的风险分级管理，探索实施承诺制许可，对申请食品生产许可的新办企业以及申请食品生产许可变更的企业，需要现场核查的，省级市场监督管理部门可以对低风险食品试点开展告知承诺，对符合条件的实施“先证后查”，就是先发放许可准允生产，然后在30个工作日内再进行现场核查。

260. 复工后产品质量检测技术服务费是否有优惠

问：疫情期间企业复工后需参加产品质量检测，该项技术服务费是否有相应减免优惠?

答：有。根据《市场监管总局 国家药监局 国家知识产权局支持复工复产十条》（国市监综〔2020〕30号）第九条规定：疫情防控期间减免技术服务收费。市场监管总局所属的计量检定机构、产品质量检验检测机构、特种设备检验检测机构，对复工复产企业计量器具的检定校准收费、产品质量检验检测项目收费、特种设备检验项目收费减少50%，对湖北省企业免除各类检定校准和检验检测费用。市场监管总局所属的标准化技术机构，对中外标准信息咨询服务、标准时效性确认和标准翻译费用予以免收。

261. 疫情期间哪些行为可以被判定为“哄抬价格”

问：疫情期间各地披露了“哄抬价格”被罚款的案例，哪些行为可以被判定为“哄抬价格”？

答：《中华人民共和国价格法》第十四条规定，经营者不得有捏造、散布涨价信息，哄抬价格，推动商品价格过高上涨的不正当价格行为。

《市场监管总局关于新型冠状病毒感染肺炎疫情防控期间查处哄抬价格违法行为的指导意见》（国市监竞争〔2020〕21号）第一条规定，经营者不得捏造、散布防疫用品、民生商品涨价信息。经营者有捏造或者散布的任意一项行为，即可认定构成《价格违法行为行政处罚规定》第六条第（一）项所规定的哄抬价格违法行为。

第四条规定，经营者有以下情形之一，可以认定构成《价格违法行为行政处罚规定》第六条第（二）项所规定的哄抬价格违法行为。（1）生产防疫用品及防疫用品原材料的经营者，不及时将已生产的产品投放市场，经市场监管部门告诫仍继续囤积的；（2）批发环节经营者，不及时将防疫用品、民生商品流转至消费终端，经市场监管部门告诫仍继续囤积的；（3）零售环节经营者除为保持经营连续性保留必要库存外，不及时将相关商品对外销售，经市场监管部门告诫仍继续囤积的。

生产环节、批发环节经营者能够证明其出现本条第（一）项、第（二）项情形，属于按照政府或者政府有关部门要求，为防疫需要进行物资储备或者计划调拨的，不构成哄抬价格违法行为。对于零售领域经营者，市场监管部门已经通过公告、发放提醒告诫书等形式，统一向经营者告诫不得非法囤积的，视为已依法履行告诫程序，可以不再进行告诫，直接认定具有囤积行为的经营者构成哄抬价格违法行为。

第五条规定，经营者出现下列情形之一，可以认定构成《价格违法行为行政处罚规定》第六条第（三）项所规定的哄抬价格违法行为。

（1）在销售防疫用品过程中，强制搭售其他商品，变相提高防疫用品价格的；（2）未提高防疫用品或者民生商品价格，但大幅度提高配送费用或者收取其他费用的；（3）经营者销售同品种商品，超过1月19日前（含当日，下同）最后一次实际交易的进销差价率的；（4）疫情发生前未实际销售，或者1月19日前实际交易情况无法查证的，经营者在购进成本基础上大幅提高价格对外销售，经市场监管部门告诫，仍不立即改正的。

经营者有本条第（三）项情形，未造成实际危害后果，经市场监管部门告诫立即改正的，可以依法从轻、减轻或者免予处罚。

本条第（四）项“大幅度提高”，由市场监管部门综合考虑经营者的实际经营状况、主观恶性和违法行为社会危害程度等因素，在案件查办过程中结合实际具体认定。

262. 疫情期间如何处理商标续展等申请程序

问：企业受疫情影响未能及时办理商标续展申请手续导致商标权利丧失的，应如何处理？

答：可提出续展申请。根据《关于专利、商标、集成电路布图设计受疫情影响相关期限事项的公告》（国家知识产权局公告第350号）第一条规定，当事人因疫情未能在宽展期内办理商标注册续展申请手续，可能导致其商标权利丧失的，可以自权利行使障碍消除之日起2个月内提出续展申请，并附送相关证明材料。

263. 疫情期间人员考试、补考等相关问题如何解决

问：由于疫情影响，人员考试、补考、复审等工作停止，对企业的生产经营和基层特种监察人员的履职造成非常大的影响，是否有相应措施进行解决？

答：可根据情况申请免考换证或顺延考试时限。根据《市场监管总局关于调整疫情防控期间接待等工作方式的公告》（国家市场监督管理局公告2020第6号）第四条规定，原则取消或推迟各类会议、资格考试，确需召开的会议，以视频会议或电话会议方式进行。疫情防控任务另有安排的除外。特种设备检验检测人员资格证有效期届满不足12个月，需要采用考试方式换证的，可以申请免考换证。由于考试暂停，导致补考时限超过要求的，其补考时限顺延12个月。

264. 疫情期间通过何种途径反映群众诉求

问：疫情期间暂停开放市场管理总局群众来访接待场所，有需要反映诉求的，应通过什么途径进行反映？

答：可通过写信和电子邮件等方式反映诉求。根据《市场监管总局关于调整疫情防控期间接待等工作方式的公告》（国家市场监督管理局公告2020第6号）第二条规定，根据国家信访局通知要求，即日起暂停开放总局群众来访接待场所，公民、法人和社会组织通过

写信和电子邮件等方式反映诉求。通信地址为：北京市西城区三里河东路8号，邮编100820；电子邮箱：scjgzjxf@samr.gov.cn；电话：010-88261981，010-88652326。

此外，人民群众还可通过拨打12315热线反映诉求，由工作人员接听电话，提供市场监管工作咨询服务，请保持预留联系方式畅通，以便及时沟通联系。

265. 疫情期间，集中反垄断审查工作该如何操作

问：疫情期间，经营者集中反垄断审查工作由现场方式改为非现场方式，该如何操作？

答：可通过网上办理或以邮寄方式办理。根据《市场监管总局关于调整疫情防控期间接待等工作方式的公告》（国家市场监督管理局公告2020第6号）第一条第二点规定，经营者集中反垄断审查工作改由非现场方式进行。申报人将经营者集中申报材料及补充问题回复电子版发送至反垄断局邮箱fldj@samr.gov.cn进行网上申报与提交。不方便网上办理的，将相关材料邮寄至国家市场监督管理总局反垄断局，邮寄地址：北京市西城区三里河东路8号，邮编100820。受理通知、补充文件清单、立案通知及各审查决定将通过申报人在申报材料中填写的联系人电子邮箱或传真送达。业务咨询电话010-88650571，010-88650592，传真010-68060820。

266. 疫情期间哪些行为会被判定为不正当价格行为

问：疫情期间哪些行为会被判定为不正当价格行为，从而受到处罚?

答：《中华人民共和国价格法》第十四条中规定的不正当价格行为包含以下八种模式：

（1）相互串通，操纵市场价格，损害其他经营者或者消费者的合法权益；

（2）在依法降价处理鲜活商品、季节性商品、积压商品等商品外，为了排挤竞争对手或者独占市场，以低于成本的价格倾销，扰乱正常的生产经营秩序，损害国家利益或者其他经营者的合法权益；

（3）捏造、散布涨价信息，哄抬价格，推动商品价格过高上涨的；

（4）利用虚假的或者使人误解的价格手段，诱骗消费者或者其他经营者与其进行交易；

（5）提供相同商品或者服务，对具有同等交易条件的其他经营者实行价格歧视；

（6）采取抬高等级或者压低等级等手段收购、销售商品或者提供服务，变相提高或者压低价格；

（7）违反法律、法规的规定牟取暴利；

（8）法律、行政法规禁止的其他不正当价格行为。

267. 经营者哄抬价格的法律责任有哪些

问：经营者哄抬价格的法律责任有哪些?

答：根据《市场监管总局关于坚决维护防疫用品市场价格秩序的公告》（国家市场监督管理总局公告2020第3号）第一条规定，凡捏造、散布涨价信息，大量囤积市场供应紧张的防疫用品，大幅度提高销售价格，串通涨价，以及其他违反价格法律法规的行为，各级市场监管部门依法从严从重从快查处，典型案例及时予以公开曝光。

《价格违法行为行政处罚规定》第六条规定，经营者违反价格法第十四条的规定，有推动商品价格过快、过高上涨行为的，责令改正，没收违法所得，并处违法所得5倍以下的罚款；没有违法所得的，处5万元以上50万元以下的罚款，情节较重的处50万元以上300万元以下的罚款；情节严重的，责令停业整顿，或者由工商行政管理机关吊销营业执照。

268. 疫情期间电梯是否允许适当延长维保周期

问：疫情期间各单位、小区人员进出管控严密，每台电梯每15天维保一次难度很大，是否允许按需保养，延长维保周期?

答：可适当调整或延长现场维保周期。根据《市场监管总局办公厅关于做好疫情防控期间电梯安全监管工作的通知》（市监特设函

〔2020〕10号）第一条规定，疫情防控期间，电梯维保单位可以结合电梯使用情况和安全状况，与电梯使用单位协商一致，在保障电梯安全运行的基础上，适当调整或延长现场维保周期，鼓励通过物联网远程监测系统实施在线实时检查维护，或者通过视频等信息化手段进行远程检查维护。提醒电梯使用、维保单位做好安全管理和维保人员的安全防护。

269. 疫情期间如何及时办理生产许可证

问： 疫情期间某企业复工后可生产对应产品但是生产许可证难以及时办理，问企业如何处理？

答： 告知承诺，简化办理，多种方式并举。根据《市场监管总局　国家药监局　国家知识产权局支持复工复产十条》（国市监综〔2020〕30号）第二条规定，对凡涉及生产许可证、强制性认证的复产转产企业产品，快捷办理，压缩审批时限。对具备生产条件但因办理耗时长、暂不能提交相应材料的企业实行告知承诺制，由企业承诺在相应时限内补充提交相关材料后当场给予办结。在保障食品安全的前提下，简化食品生产、经营许可流程，推进网上办理，推广食品经营许可电子证书的发放。对于申请许可的新办企业、申请许可变更的企业，需要现场核查的，由省级市场监管部门依据本地区食品安全风险分级情况，对低风险食品试点开展告知承诺，对符合条件的实施“先证后查”。检验检测机构资质认定，全面实行网上办理、邮寄办理，采取延期评审、告知承诺、远程监控评审、专家文审等方式进行。

270. 疫情期间商品价格定价受哪些因素影响

问：某企业经营与疫情防控相关的医用商品，疫情期间复工后发现原料价格上涨，相应的产品生产成本也有所上涨，企业经营者疫情期间是否可以自主定价?

答：在自主定价的基础上适时适度监管。根据《中华人民共和国价格法》第三条规定，国家实行并逐步完善宏观经济调控下主要由市场形成价格的机制。价格的制定应当符合价值规律，大多数商品和服务价格实行市场调节价，极少数商品和服务价格实行政府指导价或者政府定价。与疫情防控相关的医用商品、防护消毒商品，与人民群众日常生活密切相关的果蔬、农畜等食用农产品，米、面、油等食品，应遵守在自主定价的基础上适时适度监管原则。重点查处造谣惑众、带头涨价、情节恶劣的极少数违法经营者，以稳定市场价格，保障群众生命健康安全和合法权益。

271. 社会公众如何进行价格监督

问：对于疫情期间出现的价格违法行为，社会公众如何进行价格监督?

答：可向价格主管部门提出举报。根据《中华人民共和国价格法》第三十八条第二款规定，任何单位和个人均有权对价格违法行为进行举报。政府价格主管部门应当对举报者给予鼓励，并负责为举报者保密。

对于举报方式，根据《价格违法行为举报处理规定》第四条规定，举报人可以通过12358举报电话、信件、互联网、传真、走访等形式向价格主管部门提出价格举报。

272. 疫情期间医疗器械生产企业如何及时进行机构资质认定

问：企业为医疗器械防护用品检验检测机构，受疫情影响无法及时进行机构资质认定，是否有相关措施帮助企业及时通过资质认定?

答：根据《市场监管总局办公厅关于新冠肺炎疫情防控期间做好医疗器械防护用品检验检测机构资质认定有关工作的通知》（市监检测〔2020〕16号）第二条规定，疫情防控期间，对申请医疗器械防护用品检验检测资质认定的，可采取就近原则，由各省、自治区、直辖市及新疆生产建设兵团市场监管局（厅、委）受理，并办理相应资质认定事项。疫情解除后，总局将适时换发相关资质证书及能力附表。

273. 疫情期间出现延期发货等问题导致电商平台信用降分，该如何申诉

问： 某公司属于电商企业，在各个电商平台上均有开立店面，疫情期间频频出现延期发货情况，差评多导致公司信用降分，痛失金牌卖家的名分，对于这种情况是否有相应措施?

答： 有。根据浙江省市场监督管理局2月28日发布新闻：为了帮助商家平稳过渡、快速恢复经营，在浙江省市场监管部门的指导下，淘宝和天猫平台于2月27日启动涉疫情商家“平台信用修复”计划，对受疫情影响无法正常经营的商家进行综合评估和信用修复。因政府征管和物流受限等不可抗力造成的未按时发货等情形，经平台核实相关证明后，将不计入店铺负面评分和信用积分。

274. 疫情期间强制性产品认证检测工作如何进行

问： 某企业生产瓷质砖产品，属于国家强制性产品认证检测范围，年前已进行了型式试验、工厂审查等步骤，现在疫情期间不知国家对于质量认证工作如何部署?

答： 尽可能减少重复评价和现场检查，优先安排CCC认证检测工作。根据《市场监管总局办公厅关于在新型冠状病毒感染肺炎疫情防控期间实施好质量认证相关工作的通知》（市监认证〔2020〕9号）第

一条规定：强制性产品认证（以下简称CCC认证）指定认证机构应相互承认企业已有CCC认证工厂检查结果，并可采信其他自愿认证评价信息，以尽可能减少重复评价和现场检查；对涉及型式试验的，相关指定实验室应在物流运输允许的前提下，合理、优先安排CCC认证检测工作。

275. 疫情期间应如何申请参加三保行动

问：某单位是一家大型超市，现为响应国家三保行动的号召，想要参加三保行动，如何申请?

答：2020年1月29日，市场监管总局启动了“保价格、保质量、保供应”行动，简称三保行动，动员市场主体和企业的力量，共同维护市场秩序，保障防疫用品供应，保障基本民生。

根据国家市场监督管理总局“三保”行动专栏（网址：http://www.samr.gov.cn/zt/jjyq/sbxd/）发布的“三保行动”专题，企业申请信息如下：

1. 签订承诺书，附上企业情况简介，范例见有关附件；

2. 如有条件，可以录制相关企业负责人的承诺视频，时长1~2分钟，要求横屏录制，出镜人名信息和同期声文本另附；

3. 如有需要，可以提供承诺的企业在此次“三保”行动中的具体做法，以供行动秘书处宣传或者整理成汇编材料供有关部门参考；

4. 请将以上信息发送至行动专用邮箱sanbao2020@qq.com。

276. 疫情期间收到市场监督管理局的处罚决定是否可以延期申请行政复议

问： 某公司于2020年1月15日收到市场监管局对公司的处罚决定，原本定于年后申请行政复议，现因疫情原因，相关工作人员尚未复岗，是否可以延期申请行政复议？

答： 疫情防控期间，申请人申请行政复议的，请选择通过网上平台、邮寄、传真等方式申请。申请人向当地政府申请行政复议，申请材料可直接邮寄至当地司法局（行政复议局）；申请人及其代理人因新型冠状病毒感染肺炎正在治疗、隔离、交通管制等原因，无法提交行政复议申请的，按照《中华人民共和国行政复议法》第9条第2款关于“因不可抗力或者其他正当理由耽误法定申请期限的，申请期限自障碍消除之日起继续计算”的规定计算复议申请期限。

疫情防控期间，行政复议以书面审理为主，一般不召开调查会、听证会，必要时通过异地委托、函询、录音电话等方式调查核实证据、了解案件事实。当事人及其代理人确需到场办理阅卷等事项的，请事先与案件承办人预约，并落实佩戴口罩、检测体温、登记身份信息等防疫措施。当事人及其代理人因疫情防控无法参加行政复议的，将按照《中华人民共和国行政复议法实施条例》第41条的规定予以中止，最大限度地保障当事人的复议权利。

277. 零售、餐饮企业在疫情期间如何做好防控措施

问：某单位是一家小型的餐饮店，疫情期间应如何做好防控措施?

答：根据《商务部办公厅　国家卫生健康委办公厅关于印发零售、餐饮企业在新型冠状病毒流行期间经营服务防控指南的通知》中的附件2——《餐饮企业在新型冠状病毒流行期间经营服务防控指南（暂行）》第二条规定，1. 各经营单位，须成立防控工作小组，制定应急方案，做好信息采集工作，建立报备制度。2. 防控工作小组应由第一负责人或指定专人全面负责，设计有效的应对工作流程。3. 要全面采集了解上岗员工假期动态（员工去过哪里、是否有发热、呼吸等症状），并登记汇总。有疫情发生地区生活史、旅行史以及与确诊病例有密切接触这三个方面情况的员工暂不应返程返岗。4. 要求所有员工对待疫情，不得隐瞒，如有出现发热、咳嗽等不适症状以及与来自新型冠状病毒感染的肺炎流行地区的人员有密切接触等潜在风险人员要及时报备，并要求员工应当按照要求居家观察14日，暂不返岗。5. 企业应在开业前，准备防护物资，包括但不限于：医用外科口罩、医用消毒水/酒精、紫外线空气消毒灯、空调系统专用消毒剂、洗手液等防护用品，配备红外线测温仪等。6. 凡在疫情严重地区，经营单位应取得有关部门的允许，方可开展经营服务。如若没有得到允许经营，经营单位应告知顾客并取得理解，应有专人轮流值班，保持与有关部门的沟通。7. 在疫情防控解除前，不允许聚众餐食，娱乐，游玩；未经上级允许，不得组织开展大规模促销活动、展览展示等活动。8. 疫情期间大量使用消毒液体，工作人员要严格按照使用方法执行。

278. 针对野生动物违法交易有哪些监管措施

问： 国家针对野生动物的违法买卖，是否采取了相应的措施？

答： 《市场监管总局 农业农村部 国家林草局关于加强野生动物市场监管，积极做好疫情防控工作的紧急通知》（国市监明电〔2020〕2号）第二条规定，各地林草、农业农村和市场监管部门要依照《野生动物保护法》规定和职责分工，突出饲养、繁育、运输、出售、购买等环节，加强检验检疫力度，对竹鼠、獾等可能携带新型冠状病毒的野生动物，在其饲养繁育场所实施封控隔离，严禁对外扩散，禁止转运贩卖。对其他未经检疫合格的野生动物，一律严禁进入市场。突出农贸市场、超市、餐饮等重点场所以及网站，开展联合检查，加强隐患排查，严厉打击野生动物违法违规交易，涉嫌犯罪的，及时移送司法机关。各地要根据实际情况，及时调整优化需要重点监管的环节和场所。

同时，第三条也针对武汉地区做出了特别规定，武汉市相关部门要在当地党委、政府的领导下，加强农（集）贸市场、超市、餐饮等各类野生动物经营场所的整治，严格落实野生动物交易市场关闭措施，严禁野生动物交易，严禁野生动物转运贩卖进出武汉市域。

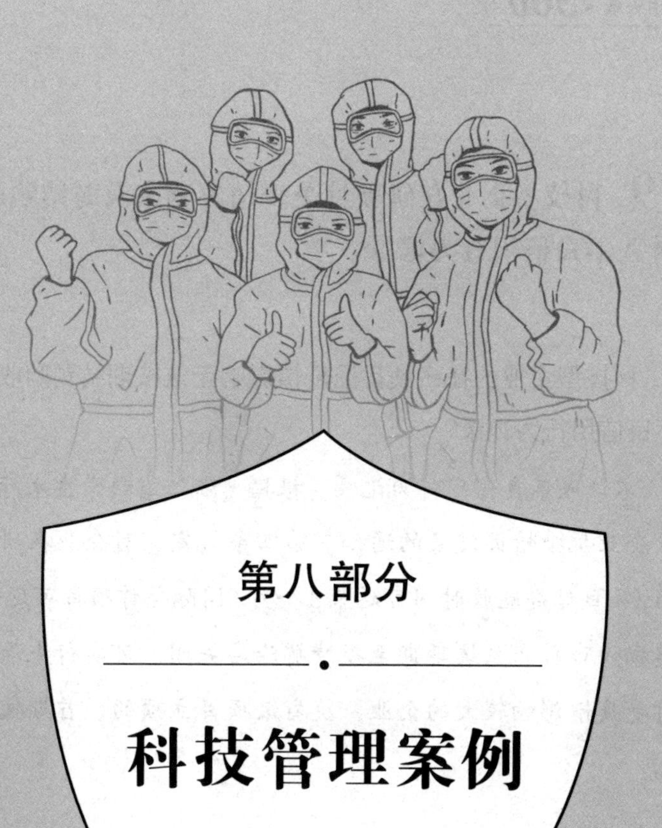

第八部分

科技管理案例

及政策解答

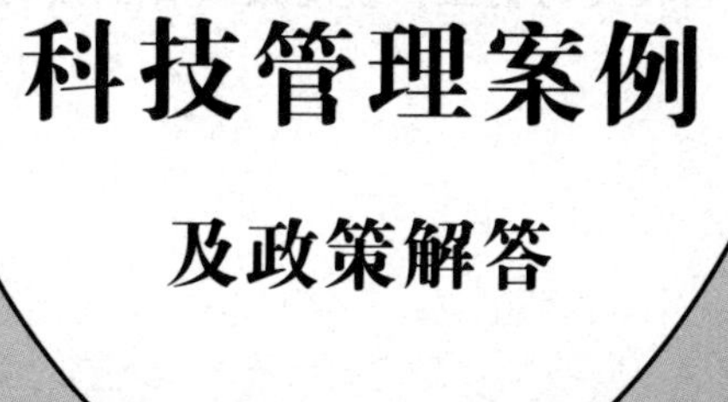

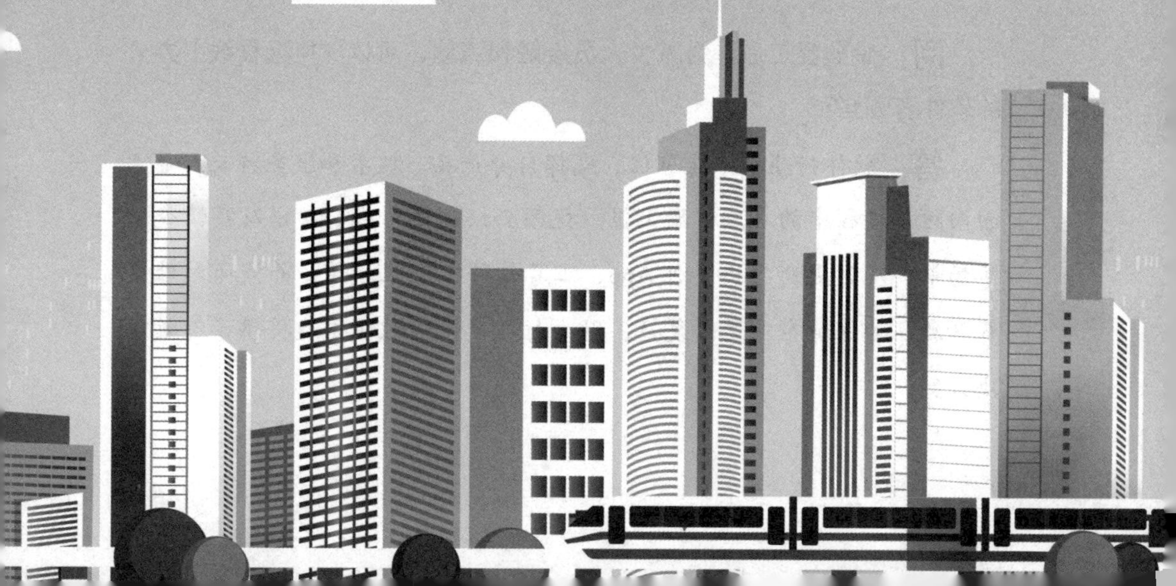

279. 科技型企业在研项目受疫情影响未及时结题验收，是否会被计入不良信用行为记录

问：科技型企业的在研项目受疫情影响无法按期结题验收，是否会被计入不良信用行为记录？

答：不计入不良信用行为记录。根据《浙江省科学技术厅关于全力支持科技企业抗疫情促发展的通知》第四条规定，对企业在研项目受疫情影响的，项目结题验收时间可延长3个月、国际合作项目可延长6个月。省科技奖励评审补正系统延期至疫情解除后关闭，可实行先承诺后上传材料。对受疫情影响较大的企业，获省级项目立项的、首期拨款比例可提高10%。

280. 企业复工进行远程在线办公，可以选择哪些办公通信软件

问：企业复工后，为减少人员接触和流动，可以支持远程线上办公的软件有哪些？

答：软件行业企事业单位、发挥自身产品、技术和服务特长，重点面向防疫过程中的员工健康上报、视频会议、协同办公，以及疫情查询等场景，及时更新推出多种App、工具软件、小程序等，并宣布对外免费开放，为保障企业复工复产，助力打赢疫情防控阻击战提供了有效解决方案。

2020年1月25日至6月1日期间，华为WeLink免费提供企业协同服务，用户数1000以下的单位可在线免费开通，最多支持100方不限时长实时在线会议，并赠送50G企业云空间。

腾讯企业微信提供并优化了300人在线会议、1000人紧急通知、群直播、微文档收集表、在线问诊等功能，并在第三方应用市场上线“疫情专区”，联合第三方服务商，为企业提供更丰富的、适合疫情期间使用的企业应用。

钉钉发布了“报平安”的员工健康产品，支持企业实时、智能化管理员工在疫情期间的健康状态，并免费开放百人视频会议功能，向1000万家企业免费开放全套的“在家办公”系统。

2020年1月28日至5月1日期间，所有用户可免费使用飞书提供的不限时长音视频会议、不限容量在线文档与表格、审批管理等功能。免费开放“健康报备”应用、飞书云空间健康统计模板等系列疫情监测管理工具。

281. 疫情期间针对生存艰难的科技型企业，是否有相关减免优惠政策

问：科技型企业在疫情期间受到重创，国家是否有相关减免优惠政策帮助企业渡过难关?

答：有。根据《关于疫情防控期间进一步为各类科技企业提供便利化服务的通知》（国科火〔2020〕38号）规定，（1）鼓励对在孵企业适当减免租金。各地科技管理部门要主动协调有关部门加大对科技

创业孵化载体的财政支持，鼓励科技企业孵化器、众创空间、大学科技园等对在孵企业适当减免办公承租、实验、科研和生产用房的租金。（2）鼓励对高新区企业适当税负减免、提供低息贷款服务。各国家高新区对疫情防控所需医药品、器械、防护设备及相关物资的生产企业要主动提供必要支持和保障。对因疫情而停产停工的科技企业，要及时掌握企业情况，必要时依规提供税费减免优惠，提供资金周转或低息免息贷款服务等。

282. 疫情期间如何办理海外高新技术型人才来华工作许可事项

问：企业引进海外高新技术人才，受到疫情影响，来华工作许可事项该如何办理?

答：可通过网上办理。根据《浙江省科学技术厅关于全力支持科技企业抗疫情促发展的通知》（浙科发规〔2020〕8号）第六条规定，对因疫情影响无法来华开展工作的海外工程师，经认定可视作在华工作时间。对外国人来华工作许可事项实行“全零跑”，通过“告知+承诺”的方式，全流程网上“不见面”办理。根据海外高层次人才引进计划、万人计划、领军型创新创业团队引进计划，根据疫情防控工作进展，适当调整企业工商注册登记时间、来华时间、回国时限等资格条件。

283. 疫情期间通信业针对一线医务工作人员是否有通信方面的减免优惠服务

问：疫情期间广大医务工作者奔赴抗疫斗争第一线，通信需求增大，相应费用增加，是否有相关优惠减免服务？

答：有减免优惠服务。中国电信为赴湖北医疗人员提供在湖北期间通信费用直接减免服务，为医疗、防控指挥等重要人员电话提供特定免停机服务；中国移动为赴湖北医疗人员提供话费减免服务，为赴湖北医疗人员及省内抗疫医务人员提供免停机服务；中国联通为赴湖北医疗人员中的联通用户赠送520元话费，并提供免停机服务，多项资费减免优惠持续至疫情结束。

284. 高新技术企业在疫情期间是否可以采用网络途径进行高新企业技术资格认定

问：疫情期间，高新技术企业是否可以采取网络途径进行高新技术企业资格认定？

答：可以。根据《关于疫情防控期间进一步为各类科技企业提供便利化服务的通知》（国科火〔2020〕38号）第二条规定，（1）高新技术企业认定工作便利化办理。各地科技管理部门利用互联网手段安排好本地区高新技术企业认定工作，通过全国高新技术企业认定管理工作网主动公开认定批次，倡导实行网上受理、邮件受理。相关纸质材料待疫情结束后延迟提交。（2）技术合同认定登记“无纸化”办理。疫情防控期间进行技术合同认定登记的居民企业，可登录“全国技术合同网上登记系统”在线认定登记技术合同，技术合同纸质文本可延迟至疫情结束后提交。已开通技术合同认定登记分系统的省（市），一律实行“无纸化”认定登记流程，在线提交并审核技术合同文本，全流程网上办理。（3）坚持科技型中小企业评价工作全流程网上办理全国科技型中小企业信息服务平台全时开放运行，全面实行科技型中小企业评价业务全流程网上办理。各地科技管理部门利用信息服务平台，组织辖区内评价工作机构在线开展企业评价信息形式审查、分批次公示公告、集中抽查等工作。

285. 疫情期间科技创新券是否有相应的优惠政策

问：某单位是附属于浙江省内医药公司的研发机构，受疫情影响，研发进度停滞，原定于2020年第一季度申请科技创新券，现在有可能要搁置，对此是否有相关扶持优惠政策?

答：有优惠政策。《浙江省科学技术厅关于全力支持科技企业抗疫情促发展的通知》第七条明确规定，2020年受理的企业创新券使用额度上限从20万元提高至50万元。

286. 疫情期间研发与疫情相关的医药产品，如何进行申报

问：某单位属于医药研发机构，疫情期间，单位负责人希望员工能研发与疫情相关的产品，不知如何申报有关项目？

答：《科技部关于发布新型冠状病毒（2019-nCoV）现场快速检测产品研发应急项目申报指南的通知》（国科发资〔2020〕28号）第二条对申报要求的规定如下：

1. 申报单位根据指南支持方向的研究内容以项目形式组织申报，覆盖相应指南研究方向的全部考核指标，项目可下设课题。项目申报单位推荐1名科研人员作为项目负责人，每个课题设1名负责人，项目负责人可担任其中1个课题的负责人。

2. 项目牵头申报单位和项目参与单位应为中国大陆境内注册的科研院所、高等学校和企业等，具有独立法人资格。国家机关不得牵头或参与申报。

3. 项目牵头申报单位、项目参与单位以及项目团队成员诚信状况良好，无在惩戒执行期内的科研严重失信行为记录和相关社会领域信用“黑名单”记录。

4. 项目（课题）负责人应具有高级职称或博士学位，为该项目（课题）主体研究思路的提出者和实际主持研究的科技人员；对项目负责人无限项要求，无年龄等要求，只要有能力、有决心为打赢防疫防控阻击战贡献力量，均可参与申报。

中央和地方各级国家机关的公务人员（包括行使科技计划管理职能的其他人员）不得申报项目（课题）。

5. 申报项目受理后，原则上不得更改申报单位和负责人。

同时第三条对申报方式进行了阐明：

1. 网上填报。请项目申报单位按要求通过国家科技管理信息系统公共服务平台将项目申报书进行网上填报，提交3000字左右的项目申报书。项目管理专业机构将以网上填报的项目申报书作为后续形式审查、项目评审的依据。项目申报书格式可在国家科技管理信息系统公共服务平台相关专栏下载。

项目申报单位网上填报申报书的受理时间为：2020年2月8日16:00至2020年2月13日16:00。

国家科技管理信息系统公共服务平台网址：http://service.most.gov.cn

技术咨询电话：010-58882999（中继线）

技术咨询邮箱：program@istic.ac.cn

2. 材料报送和业务咨询。请各申报单位于2020年2月13日前（以寄出时间为准），将加盖申报单位公章的申报书（纸质，一式2份），寄送至专业机构。项目申报书须通过国家科技管理信息系统直接生成打印。

寄送地址：北京市海淀区西四环中路16号4号楼中国生物技术发展中心，邮编：100039

咨询电话：010-88225068

287. 疫情期间是否会对国家公共服务项目招投标工作放宽招标时限

问：某单位经常在政务服务网上投标政府公共服务项目，现在疫情期间，公司的投标准备进度受到很大的影响，政府是否会酌情放宽招标时限要求?

答：根据实际情况，合理设定投标时限。根据《国家发展改革委办公厅关于积极应对疫情创新做好招投标工作保障经济平稳运行的通知》（发改电〔2020〕170号）第三条规定，保证招标项目竞争度和投标质量。针对节后复工企业可能出现在岗人员不足、工作协同不便、人员流动受限的实际，引导招标人依法、合理设定招标文件发售、投标文件提交等时限，以便投标人做好投标准备；需购买纸质招标文件的，提供邮寄方式，不要求投标人到指定地点购买；需提交纸质投标文件的，允许邮寄提交。

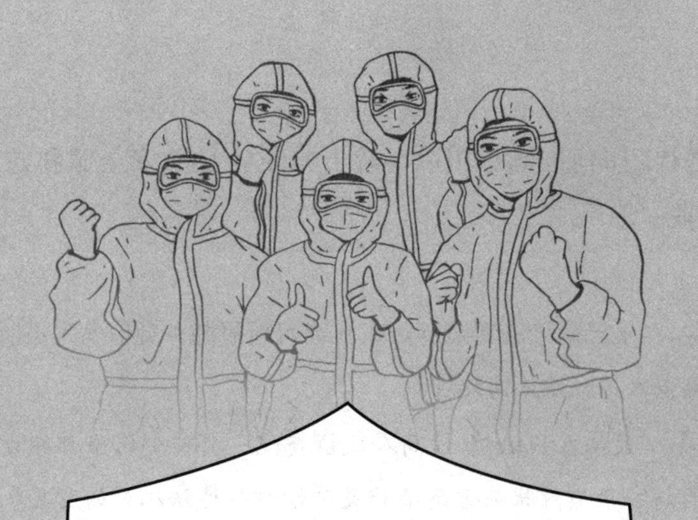

第九部分

刑事犯罪案例

及政策解答

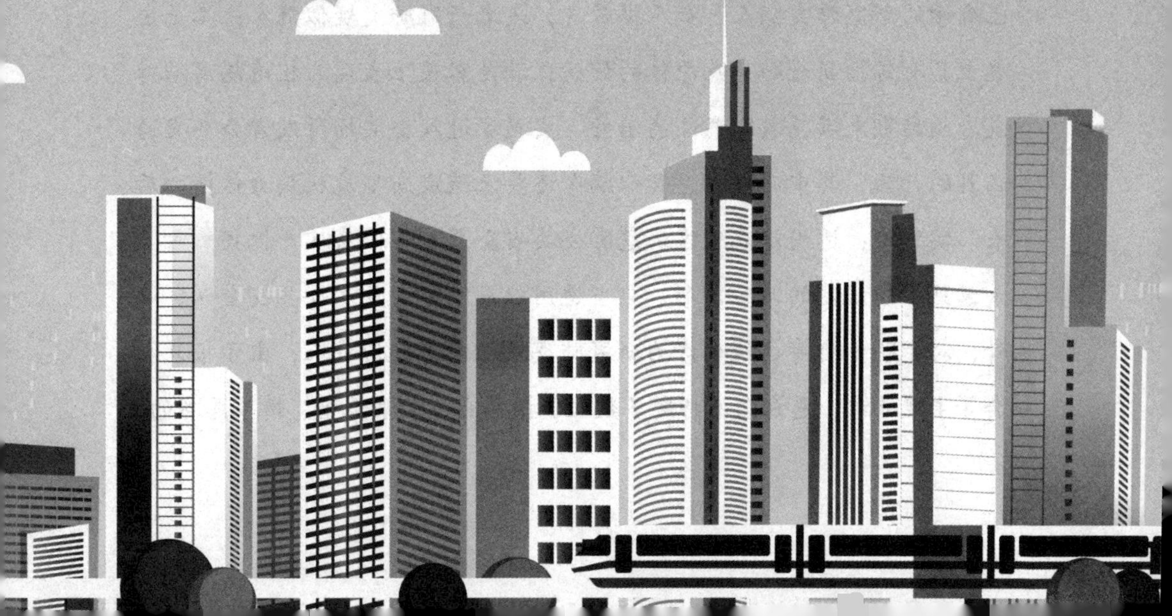

288. 如何准确适用以危险方法危害公共安全罪和妨害传染病防治罪

问： 对于已确诊的新冠肺炎病人或者新冠肺炎疑似病人不听劝阻，导致感染多人，应该如何处理？

答： “最高人民法院 最高人民检查院”公安部司法部印发《关于依法惩治妨害新型冠状病毒感染肺炎疫情防控违法犯罪的意见》（以下简称《意见》）中规定：“故意传播新型冠状病毒感染肺炎病原体，具有下列情形之一，危害公共安全的，依照刑法第一百一十四条、第一百一十五条第一款的规定，以危险方法危害公共安全罪定罪处罚：1. 已经确诊的新型冠状病毒感染肺炎病人、病原携带者，拒绝隔离治疗或者隔离期未满擅自脱离隔离治疗，并进入公共场所或者公共交通工具的；2. 新型冠状病毒感染肺炎疑似病人拒绝隔离治疗或者隔离期未满擅自脱离隔离治疗，并进入公共场所或者公共交通工具，造成新型冠状病毒传播的。”根据这一规定，在办理妨害疫情防控措施犯罪案件适用以危险方法危害公共安全罪时，应当注意把握以下三个方面：一是主体上限于已确诊的新冠肺炎病人、病原携带者，或者新冠肺炎疑似病人；二是主观上具有传播新冠肺炎病原体的故意；三是客观上表现为拒绝隔离治疗或者隔离期未满擅自脱离隔离治疗，实施了进入公共场所或者公共交通工具的行为，其中新冠肺炎疑似病人还要求造成新型冠状病毒传播的后果。实践中，适用以危险方法危害公共安全罪应当依法从严把握。对于《意见》中规定的两种情形，应当适用以危险方法危害公共安全罪。此外，对于明知自身已经确诊为新冠肺炎病人或者疑似病人，出于报复社会等主观故意，恶意向不特定多数人传播病毒，后果严重、情节恶劣的，也应当适用以危险方法危害公共安全罪。对于其他拒绝执行疫情防控措施，引起新型冠状病毒传播或者有传播严重危险的行为，依照刑法第三百三十条的规定，适用妨害传染病防治罪。

289. 过失造成传染病传播的行为该如何处理

问：目前，对妨害疫情防控措施过失造成传染病传播的行为，有的地方以过失以危险方法危害公共安全罪立案，有的地方以妨害传染病防治罪立案，司法机关应当如何准确适用罪名？

答：2003 年最高人民法院 最高人民检查院《关于办理妨害预防、控制突发传染病疫情等灾害的刑事案件具体应用法律若干问题的解释》中没有规定妨害传染病防治罪的适用，而是规定对于患有突发传染病或者疑似突发传染病而拒绝接受检疫、强制隔离或者治疗，过失造成传染病传播，情节严重，危害公共安全的，按照过失以危险方法危害公共安全罪定罪处罚。这主要是由于 2003 年原卫生部将“非典”列入法定传染病，但未明确为甲类传染病或者按照甲类传染病管理，导致适用妨害传染病防治罪存在障碍。此次疫情防控工作中，国家卫健委经国务院批准发布 2020 年第 1 号公告，已经明确将新型冠状病毒感染肺炎纳入《传染病防治法》规定的乙类传染病，并采取甲类传染病的预防、控制措施。为充分体现依法防控的要求，《意见》出台后，对于此类拒绝执行卫生防疫机构等依照传染病防治法规定提出的预防、控制措施，造成新冠肺炎传播的行为，应当适用妨害传染病防治罪。需要进一步指出的是，妨害传染病防治罪危害公共卫生，实际上也是一种危害公共安全的行为，其与过失以危险方法危害公共安全罪，实际上是法条竞合关系，应当按照特别法优于一般法的适用原则，优先适用妨害传染病防治罪。

290. 如何认定“已经确诊的新冠肺炎病人”和“新冠肺炎疑似病人”

问：如何认定“已经确诊的新冠肺炎病人”和“新冠肺炎疑似病人”？对行为人当时不清楚自身状况，事后被确定为新冠肺炎病人或者疑似病人的，是否可以认定?

答：根据《传染病防治法》第七十八条的规定，传染病病人、疑似传染病病人是指根据国务院卫生行政部门发布的《传染病防治法规定管理的传染病诊断标准》，符合传染病病人和疑似传染病病人诊断标准的人。目前，国家卫健委等部门已经印发《新型冠状病毒性肺炎诊疗方案》，明确了确诊病例和疑似病例的诊断标准。实践中，对于“已经确诊的新冠肺炎病人”和“新冠肺炎疑似病人”的认定，应当以医疗机构出具的诊断结论、检验报告等为依据。对于行为人虽然出现发热、干咳、乏力等某些新冠肺炎感染症状，但没有医疗机构出具相关诊断结论、检验报告的，不能认定为《意见》第一条规定的“已经确诊的新冠肺炎病人”“新冠肺炎疑似病人”。办案中，对于实施妨害疫情防控行为时尚未经医疗机构确诊为新冠肺炎病人或者疑似病人，但事后经诊断、检验，被确认系新冠肺炎病人或者疑似病人的，不应适用《意见》关于确诊病人或者疑似病人故意传播新冠肺炎病原体构成有关犯罪的规定。

291. 如何认定“违反传染病防治法规定”和“卫生防疫机构依照传染病防治法提出的预防、控制措施”

问： 如何认定妨害传染病防治罪中的“违反传染病防治法规定”和“卫生防疫机构依照传染病防治法提出的预防、控制措施”？比如，有的地方应急指挥部和地方政府依据《突发事件应对法》等规定发布的居家隔离14天通告，是否可以认定?

答： 刑法第三百三十条妨害传染病防治罪中的“违反传染病防治法规定”应当从广义理解。这里的“传染病防治法”是一个关于传染病防控的法律体系，包括《传染病防治法》《突发事件应对法》《突发公共卫生事件应急条例》等一系列与疫情防控有关的法律法规和国务院有关规定。我国《传染病防治法》明确了各级政府和有关部门为预防、控制和消除传染病可以采取的措施，是传染病防治的主要法律依据之一。同时，《突发事件应对法》《突发公共卫生事件应急条例》和《国家突发公共卫生事件应急预案》等法律法规和规范性文件，明确了各级政府和有关部门为应对突发公共卫生事件可以采取的行政措施，也是突发传染病防控的重要法律依据和来源。因此，在办理妨害疫情防控案件时，上述法律法规和规范性文件的规定均可作为认定妨害传染病防治罪中“违反传染病防治法规定”的依据。同时，对于地方政府和有关部门在疫情防控期间，依据上述法律法规和规范性文件出台的疫情预防、控制措施，如果法律依据充分、无明显不当，一般均可以认定为刑法第三百三十条第一款第四项中规定的“卫生防疫机构依照传染病防治法提出的预防、控制措施”。

需要注意的是，行为人构成刑法第三百三十条妨害传染病防治罪除有拒绝执行防控措施的行为外，还需要具有引起新冠肺炎病毒传播或者有传播严重危险的情形。对于一般的违反防控措施的行为，由公安机关根据《治安管理处罚法》予以治安管理处罚，或者由有关部门予以其他行政处罚。

292. 如何认定“引起甲类传染病传播或者有传播严重危险”

问：如何认定妨害传染病防治罪中的“引起甲类传染病传播或者有传播严重危险”？

答：是否引起新冠肺炎传播或者有传播严重危险，是认定妨害传染病防治罪的重要条件。具体而言，需要结合案件具体情况分析判断，主要包括以下三个方面：一是从行为主体看，行为人是否系新冠肺炎确诊病人、病原携带者、疑似病人或其密切接触者，或者曾进出疫情高发地区，或者已出现新冠肺炎感染症状，或者属于其他高风险人群。二是从行为方式看，行为人是否实施了拒绝疫情防控措施的行为，比如拒不执行隔离措施，瞒报谎报病情、旅行史、居住史、接触史、行踪轨迹，进入公共场所或者公共交通工具，密切与多人接触等。三是从行为危害后果看，根据案件具体情况，综合判断行为人造成的危害后果是否达到“引起甲类传染病传播或者有传播严重危险”的程度，如造成多人被确诊为新冠肺炎病人或者多人被诊断为疑似病人等。实践中，考虑到妨害传染病防治罪是危害公共卫生犯罪，因此，对行为人造成共同生活的家人之间传播、感染的，一般不应作为犯罪处理。

293. 以暴力、威胁方法拒绝配合参与疫情防控的村民、物业保安等实施的检测、隔离等行为能否认定为妨害公务罪

问：对于以暴力、威胁方法拒绝配合参与疫情防控的村民、物业保安等实施的检测、隔离等行为的，能否认定为妨害公务罪?

答：在办理妨害疫情防控的妨害公务犯罪案件时，重点应当把握两点：一是准确把握妨害公务犯罪的对象。《意见》根据全国人大常委会相关立法解释的规定，进一步明确妨害公务罪的对象除了国家机关工作人员外，还包括在依照法律、法规规定行使国家有关疫情防控行政管理职权的组织中从事公务的人员，在受国家机关委托代表国家机关行使疫情防控职权的组织中从事公务的人员，以及虽未列入国家机关人员编制但在国家机关中从事疫情防控公务的人员等。因疫情具有突发性、广泛性，为了最大限度防控疫情，各级政府和有关部门需要组织动员居（村）委会、社区等组织落实防控职责，实施管控措施。对于上述组织中的人员，如果属于“在受国家机关委托代表国家机关行使疫情防控职权的组织中从事公务的人员”，可以成为妨害公务罪的对象。二是准确把握公务行为的范围。对于依法从事疫情防控任务的人员为防控疫情，按政府和有关职能部门统一要求采取与防疫、检疫、强制隔离、隔离治疗等措施密

切相关的行动，均可认定为公务行为。对于不符合上述两个条件，被要求检测、隔离人以暴力、威胁方法阻碍疫情防控工作不能认定妨害公务罪的，可以根据其行为性质和危害后果，按照故意伤害罪、寻衅滋事罪、侮辱罪等依法追究刑事责任。

294. 传播涉疫情虚假信息后又自行删除的行为如何处理

问： 在办案中对于行为人传播涉疫情虚假信息后又自行删除的，能否作为犯罪处理?

答： 对于行为人传播涉疫情虚假信息后又自行删除是否构成故意传播虚假信息罪，需要区分情况予以认定。关键要把握两点：一是看行为人主观上是否有传播虚假信息的故意。对传播涉疫情虚假信息是否追究刑事责任，要查明行为人是否明知系疫情虚假信息而故意传播。要充分考虑传播者对有关信息内容认知能力水平，以及传播该虚假信息的具体情形，不能仅以有关信息与客观现实有出入，就认定为故意传播虚假信息而作为犯罪处理。二是看行为造成社会危害性大小，是否达到严重扰乱社会秩序的程度。对故意传播涉疫情的虚假信息后又自行删除，是否构罪不能一概而论。要综合考虑虚假信息传播面大小、对社会秩序造成的实际影响等，不能简单以是否“自行删除”认定其可能造成的危害。有的信息很长时间无人转发，也没有人注意；有的敏感信息，被删除前几分钟可能就广泛传播，危害很大。行为人自行及时删除虚假信息，如果没有造成较大社会影响，达不到严重扰乱社会秩序程度的，依法不予刑事追究。

295. 外科医用一次性口罩、酒精能否认定为“医用器材”

问：在办案中，适用生产、销售不符合标准的医用器材罪时，对于外科医用一次性口罩、酒精能否认定为“医用器材”？

答：根据刑法第一百四十五条的规定，生产、销售不符合标准的医用器材罪的犯罪对象是医用器材，包括医疗器械和医用卫生材料。2001年根据国家行政主管部门的有关规定，医用卫生材料已被纳入《医疗器械分类目录》实行分类管理。据此，本罪规定的医疗器械和医用卫生材料均属于“医疗器械”的范畴。

2017年修订后的《医疗器械监督管理条例》第七十六条规定，医疗器械是指直接或者间接用于人体的仪器、设备、器具、体外诊断试剂及校准物、材料以及其他类似或者相关的物品。对生产、销售不符合标准的医用器材罪的犯罪对象进行具体认定时，可以依据国家行政主管部门发布的《医疗器械分类目录》进行认定。实践中常见的医用防护口罩、医用外科口罩、一次性使用医用口罩、防护服、防护眼镜等均被列入医疗器械目录，属于医疗器械。对于没有列入医疗器械目录的其他种类口罩、酒精等物品，则不宜认定为医疗器械。需要注意的是，根据刑法和相关司法解释规定，对于个别防护用品是否系医用器材难以认定的，如果掺杂掺假，以假充真，以次充好或者以不合格产品冒充合格产品，销售金额五万元以上，或者货值金额十五万元以上的，可以依照刑法第一百四十条的规定以生产、销售伪劣产品罪定罪处罚；对于高价销售、牟取暴利，违法所得数额较大或者有其他严重情节，严重扰乱市场秩序的，也可以非法经营罪论处。

296.“国家标准、行业标准”是否只包括强制性标准

问：在办案中，认定生产、销售不符合标准的医用器材罪中的“国家标准、行业标准”是否只包括强制性标准，如果没有强制性标准，只有推荐性标准怎么办?

答：生产、销售不符合标准的医用器材罪中的“国家标准、行业标准”，应当以有利于保障人体健康为出发点，刑法和相关司法解释并未将其限定为强制性国家标准、行业标准。根据刑法和2001年“两高”《关于办理生产、销售伪劣商品刑事案件具体应用法律若干问题的解释》《医疗器械监督管理条例》《医疗器械注册管理办法》等规定精神，对于没有国家标准、行业标准的，注册产品标准或者产品技术要求，可以视为行业标准。

297.“足以严重危害人体健康”如何把握

问：认定生产、销售不符合标准的医用器材罪要求“足以严重危害

人体健康”才构成犯罪，在办案中应当如何把握?

答：“足以严重危害人体健康”是生产、销售不符合标准的医用器材罪的重要入罪条件。根据2003年“两高”《关于办理妨害预防、控制突发传染病疫情等灾害的刑事案件具体应用法律若干问题的解释》等规定，在办案中审查认定是否“足以严重危害人体健康”应当从是否具有防护、救治功能，是否可能造成贻误诊治，是否可能造成人体严重损伤，是否可能对人体健康造成严重危害等方面，结合医疗器械的功能、使用方式和适用范围等，综合判断。需要注意的是，根据刑法和相关司法解释规定，对于生产、销售不符合标准的医用器材是否“足以严重危害人体健康”难以认定的，如果销售金额五万元以上，或者货值金额十五万元以上的，可以依照刑法第一百四十条的规定以生产、销售伪劣产品罪定罪处罚。此外，如果同时构成侵犯知识产权犯罪的，依照处罚较重的规定定罪处罚。

298. 哄抬物价类非法经营犯罪要注意哪些方面

问：在疫情防控期间，办理哄抬物价类非法经营犯罪案件，应当从哪些方面准确把握?

答：在疫情防控期间，违反国家有关市场经营、价格管理等规定，囤积居奇，哄抬疫情防控急需的口罩、护目镜、防护服、消毒液等防护用品、药品或者其他涉及民生的物品价格，牟取暴利，违法所得数额较大或者有其他严重情节，严重扰乱市场秩序的，应当以非法经营罪定罪处罚。

在疫情防控期间，办理哄抬物价类非法经营犯罪案件时，应当注意从以下三个方面加以把握：

一是注意把握“疫情防控期间”。2020年1月20日，国家卫健委经国务院批准发布2020年第1号公告，将新型冠状病毒感染的肺炎纳入《传染病防治法》规定的乙类传染病，并采取甲类传染病的预防、控制措施。疫情起始时间以该公告为准，疫情结束的时间届时以国家有关部门宣布疫情结束为准。在疫情防控期间，哄抬物价行为具有较平时更为严重的社会危害性，主要表现在：一是扰乱疫情防控急需物资和基本民生用品的统筹秩序，影响联防联控部署；二是制造或加剧恐慌性需求，破坏社会秩序；三是推高防护成本，导致不特定人群特别是低收入群体防护不足。因此，根据罪责刑相适应原则，对于疫情防控期间的此类行为应当依法从严惩处。

二是注意把握“防护用品、药品或者其他涉及民生的物品”的范围。根据《意见》和《国家市场监管总局关于新型冠状病毒感染肺炎疫情防控期间查处哄抬价格违法行为的指导意见》的规定，防护用品、药品主要是指口罩、护目镜、防护服、消毒杀菌用品、抗病毒药品和相关医疗器械、器材等；民生物品主要是指人民群众维持基本生活所必需的粮油肉蛋菜奶等食品。需要注意的是，各地的防疫形势和市场供应情况不同，在价格敏感的物品上会有一定差别，各级政府和有关部门对防疫用品和民生物品范围做出具体规定的，可以结合本地具体情况做出认定。

三是注意把握哄抬物价类非法经营犯罪的行为方式。根据《价格违法行为行政处罚规定》第六条的规定，哄抬价格违法行为包括三种行为方式：一是捏造、散布涨价信息，扰乱市场价格秩序的；二是除生产自用外，超出正常的存储数量或者存储周期，大量囤积市场供应紧张、价格发生异常波动的商品，经价格主管部门告诫仍继续囤积的；三是利用其他手段哄抬价格，推动商品价格过快、过高上涨的。2020年2月初，国家市场监管总局出台《关于新型冠状病毒感染肺炎疫情防控期间查处哄抬价格违法行为的指导意见》，对如何认定查处上述哄抬价格违法行为做了具体规定。实践中，在认定哄抬价格类非法经营犯罪行为时，应当参照上述规定，同时综合考虑本地疫情防控具体情况以及行为人的实际经营状况、主观恶性和行为社会危害性等因素，判断是否属于“违法所得数额较大或者有其他严重情节”，从而准确认定犯罪嫌疑人是否构成非法经营罪。对于一般的价格违法行为，可以由有关部门予以行政处罚。

299. 员工使用非法手段占有用于防控新型冠状病毒感染肺炎的款物应如何处置

问：某企业员工利用职务便利，占有企业购置的口罩等防护物品归于个人使用，应当如何处置？

答：根据《关于依法惩治妨害新型冠状病毒感染肺炎疫情防控违法犯罪的意见》第七条规定，国家工作人员，受委托管理国有财产的人员，公司、企业或者其他单位的人员，利用职务便利，侵吞、截留或者以其他手段非法占有用于防控新型冠状病毒感染肺炎的款物，或者挪用上述款物归个人使用，符合刑法第三百八十二条、第三百八十三条、第二百七十一条、第三百八十四条、第二百七十二条规定的，以贪污罪、职务侵占罪、挪用公款罪、挪用资金罪定罪处罚。挪用用于防控新型冠状病毒感染肺炎的救灾、优抚、救济等款物，符合刑法第二百七十三条规定的，对直接责任人员，以挪用特定款物罪定罪处罚。

300. 员工私下向同事销售高价口罩等疫情防护用品牟取暴利应如何处置

问：某企业员工私下向同事销售高价口罩等疫情防护用品牟取暴利，应当如何处置？

答：根据《关于依法惩治妨害新型冠状病毒感染肺炎疫情防控违法犯罪的意见》第四条规定，在疫情防控期间，违反国家有关市场经营、价格管理等规定，囤积居奇，哄抬疫情防控急需的口罩、护目镜、防护服、消毒液等防护用品、药品或者其他涉及民生的物品价格，牟取暴利，违法所得数额较大或者有其他严重情节，严重扰乱市场秩序的，依照刑法第二百二十五条第四项的规定，以非法经营罪定罪处罚。

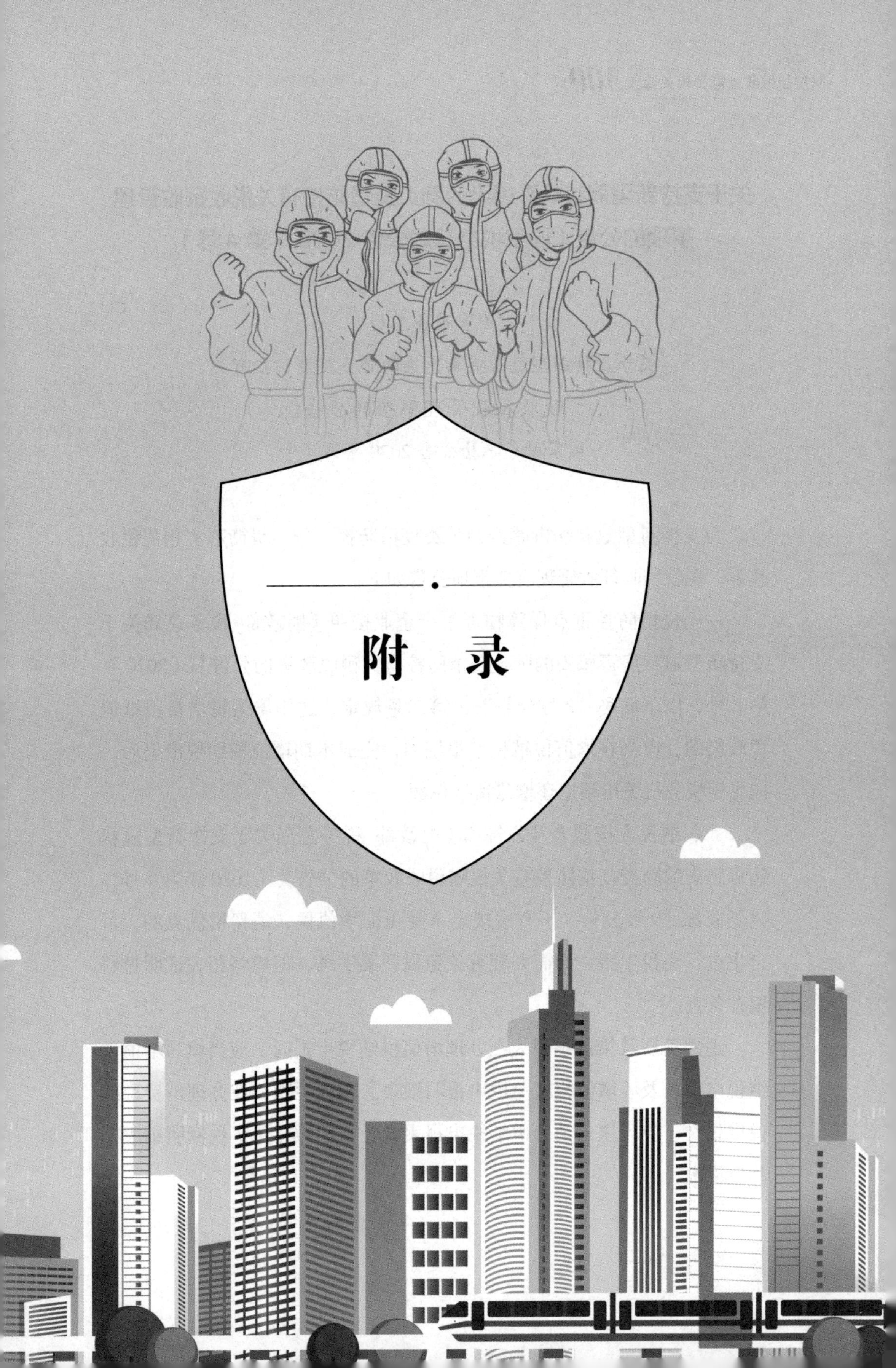

附 录

关于支持新型冠状病毒感染的肺炎疫情防控有关税收征收管理事项的公告（国家税务总局公告 2020 年第 4 号）

国家税务总局

关于支持新型冠状病毒感染的肺炎疫情防控有关

税收征收管理事项的公告

国家税务总局公告 2020 年第 4 号

为支持新型冠状病毒感染的肺炎疫情防控工作，贯彻落实相关税收政策，现就税收征收管理有关事项公告如下：

一、疫情防控重点保障物资生产企业按照《财政部 税务总局关于支持新型冠状病毒感染的肺炎疫情防控有关税收政策的公告》（2020 年第 8 号，以下简称“8 号公告”）第二条规定，适用增值税增量留抵退税政策的，应当在增值税纳税申报期内，完成本期增值税纳税申报后，向主管税务机关申请退还增量留抵税额。

二、纳税人按照 8 号公告和《财政部 税务总局关于支持新型冠状病毒感染的肺炎疫情防控有关捐赠税收政策的公告》（2020 年第 9 号，以下简称“9 号公告”）有关规定享受免征增值税、消费税优惠的，可自主进行免税申报，无需办理有关免税备案手续，但应将相关证明材料留存备查。

适用免税政策的纳税人在办理增值税纳税申报时，应当填写增值税纳税申报表及《增值税减免税申报明细表》相应栏次；在办理消费税纳税申报时，应当填写消费税纳税申报表及《本期减（免）税额明细表》相应栏次。

三、纳税人按照8号公告和9号公告有关规定适用免征增值税政策的，不得开具增值税专用发票；已开具增值税专用发票的，应当开具对应红字发票或者作废原发票，再按规定适用免征增值税政策并开具普通发票。

纳税人在疫情防控期间已经开具增值税专用发票，按照本公告规定应当开具对应红字发票而未及时开具的，可以先适用免征增值税政策，对应红字发票应当于相关免征增值税政策执行到期后1个月内完成开具。

四、在本公告发布前，纳税人已将适用免税政策的销售额、销售数量，按照征税销售额、销售数量进行增值税、消费税纳税申报的，可以选择更正当期申报或者在下期申报时调整。已征应予免征的增值税、消费税税款，可以予以退还或者分别抵减纳税人以后应缴纳的增值税、消费税税款。

五、疫情防控期间，纳税人通过电子税务局或者标准版国际贸易“单一窗口”出口退税平台等（以下简称“网上”）提交电子数据后，即可申请办理出口退（免）税备案、备案变更和相关证明。税务机关受理上述退（免）税事项申请后，经核对电子数据无误的，即可办理备案、备案变更或者开具相关证明，并通过网上反馈方式及时将办理结果告知纳税人。纳税人需开具纸质证明的，税务机关可采取邮寄方式送达。确需到办税服务厅现场结清退（免）税款或者补缴税款的备案和证明事项，可通过预约办税等方式，分时分批前往税务机关办理。

六、疫情防控期间，纳税人的所有出口货物劳务、跨境应税行为，均可通过网上提交电子数据的方式申报出口退（免）税。税务机关受理申报后，经审核不存在涉嫌骗取出口退税等疑点的，即可办理出口退（免）税，并通过网上反馈方式及时将办理结果告知纳税人。

七、因疫情影响，纳税人未能在规定期限内申请开具相关证明或者申报出口退（免）税的，待收齐退（免）税凭证及相关电子信息后，即可向主管税务机关申请开具相关证明，或者申报办理退（免）税。

因疫情影响，纳税人无法在规定期限内收汇或办理不能收汇手续的，待收汇或办理不能收汇手续后，即可向主管税务机关申报办理退（免）税。

八、疫情防控结束后，纳税人应按照现行规定，向主管税务机关补报出口退（免）税应报送的纸质申报表、表单及相关资料。税务机关对补报的各项资料进行复核。

九、疫情防控重点保障物资生产企业按照8号公告第一条规定，适用一次性企业所得税税前扣除政策的，在优惠政策管理等方面参照《国家税务总局关于设备器具扣除有关企业所得税政策执行问题的公告》（2018年第46号）的规定执行。企业在纳税申报时将相关情况填入企业所得税纳税申报表“固定资产一次性扣除”行次。

十、受疫情影响较大的困难行业企业按照8号公告第四条规定，适用延长亏损结转年限政策的，应当在2020年度企业所得税汇算清缴时，通过电子税务局提交《适用延长亏损结转年限政策声明》（见附件）。

十一、纳税人适用8号公告有关规定享受免征增值税优惠的收入，相应免征城市维护建设税、教育费附加、地方教育附加。

十二、9号公告第一条所称“公益性社会组织”，是指依法取得公益性捐赠税前扣除资格的社会组织。

企业享受9号公告规定的全额税前扣除政策的，采取“自行判别、申报享受、相关资料留存备查”的方式，并将捐赠全额扣除情况填入企业所得税纳税申报表相应行次。个人享受9号公告规定的全额税前扣除政策的，按照《财政部 税务总局关于公益慈善事业捐赠个人所得税政策的公告》（2019年第99号）有关规定执行；其中，适用9号公告第二条规定的，在办理个人所得税税前扣除、填写《个人所得税公益慈善事业捐赠扣除明细表》时，应当在备注栏注明“直接捐赠”。

企业和个人取得承担疫情防治任务的医院开具的捐赠接收函，作为税前扣除依据自行留存备查。

十三、本公告自发布之日施行。

特此公告。

附件：适用延长亏损结转年限政策声明

国家税务总局

2020年2月10日

附件

适用延长亏损结转年限政策声明

纳税人名称：____________________

纳税人识别号（统一社会信用代码）：____________________

本纳税人符合《财政部　税务总局关于支持新型冠状病毒感染的肺炎疫情防控有关税收政策的公告》（2020 年第 8 号）规定，且主营业务收入占比符合要求，确定适用延长亏损结转年限政策。行业属于（请从下表勾选，只能选择其一）：

行业	选项
交通运输	
餐饮	
住宿	
旅游	——
旅行社及相关服务	
游览景区管理	

以上声明根据实际经营情况作出，我确定它是真实的、准确的、完整的。

年　月　日

（纳税人签章）

关于防控新型冠状病毒感染的肺炎疫情进口物资免税政策的公告（财政部 海关总署 税务总局公告 2020 年第 6 号）

财政部 海关总署 税务总局

关于防控新型冠状病毒感染的肺炎疫情进口物资免税政策的公告

财政部 海关总署 税务总局公告 2020 年第 6 号

根据财政部、海关总署和税务总局联合发布的《慈善捐赠物资免征进口税收暂行办法》（公告 2015 年第 102 号）等有关规定，境外捐赠人无偿向受赠人捐赠的用于防控新型冠状病毒感染的肺炎疫情（以下简称疫情）进口物资可免征进口税收。为进一步支持疫情防控工作，自 2020 年 1 月 1 日至 3 月 31 日，实行更优惠的进口税收政策，现公告如下：

一、适度扩大《慈善捐赠物资免征进口税收暂行办法》规定的免税进口范围，对捐赠用于疫情防控的进口物资，免征进口关税和进口环节增值税、消费税。

（1）进口物资增加试剂，消毒物品，防护用品，救护车、防疫车、消毒用车、应急指挥车。

（2）免税范围增加国内有关政府部门、企事业单位、社会团体、个人以及来华或在华的外国公民从境外或海关特殊监管区域进口并直接捐赠；境内加工贸易企业捐赠。捐赠物资应直接用于防控疫情且符合前述第（1）项或《慈善捐赠物资免征进口税收暂行办法》规定。

（3）受赠人增加省级民政部门或其指定的单位。省级民政部门将指定的单位名单函告所在地直属海关及省级税务部门。

无明确受赠人的捐赠进口物资，由中国红十字会总会、中华全国妇女联合会、中国残疾人联合会、中华慈善总会、中国初级卫生保健基金会、中国宋庆龄基金会或中国癌症基金会作为受赠人接收。

二、对卫生健康主管部门组织进口的直接用于防控疫情物资免征关税。进口物资应符合前述第一条第（1）项或《慈善捐赠物资免征进口税收暂行办法》规定。省级财政厅（局）会同省级卫生健康主管部门确定进口单位名单、进口物资清单，函告所在地直属海关及省级税务部门。

三、本公告项下免税进口物资，已征收的应免税款予以退还。其中，已征税进口且尚未申报增值税进项税额抵扣的，可凭主管税务机关出具的《防控新型冠状病毒感染的肺炎疫情进口物资增值税进项税额未抵扣证明》（见附件），向海关申请办理退还已征进口关税和进口环节增值税、消费税手续；已申报增值税进项税额抵扣的，仅向海关申请办理退还已征进口关税和进口环节消费税手续。有关进口单位应在2020年9月30日前向海关办理退税手续。

四、本公告项下免税进口物资，可按照或比照海关总署公告2020年第17号，先登记放行，再按规定补办相关手续。

附件：防控新型冠状病毒感染的肺炎疫情进口物资增值税进项税额未抵扣证明

财政部

海关总署

税务总局

2020年2月1日

附件

防控新型冠状病毒感染的肺炎疫情进口物资增值税进项税额未抵扣证明

编号：主管税务机关代码+四位流水号

<table>
<tr><td rowspan="2">纳税人名称</td><td rowspan="2"></td><td>纳税人识别号或
统一社会信用代码</td><td colspan="2"></td></tr>
<tr><td>企业海关代码</td><td colspan="2"></td></tr>
<tr><td>进口时间</td><td colspan="4">年　　　月　　　日</td></tr>
<tr><td>海关进口增值税
专用缴款书</td><td colspan="4">海关报关单（编号：--------------）、海关进口增值税专用缴款书（凭证号：--------------），进口环节增值税税款金额为（大写）-------------，￥----------元。</td></tr>
<tr><td>进项税额抵扣情况</td><td colspan="4">经审核，该纳税人上述海关进口增值税专用缴款书税额尚未申报抵扣。</td></tr>
<tr><td>其他需要说
明的事项</td><td colspan="4"></td></tr>
<tr><td colspan="2">审核意见：
审核人：
年　月　日</td><td colspan="2">复核意见：
复核人：
年　月　日</td><td>局长意见：
局领导：　　　（局章）
年　月　日</td></tr>
</table>

注：1. 本表由申请企业所在地主管税务机关填写并盖章确认；

2. 表中增值税进项税额是指企业进口符合本公告规定的用于防控新型冠状病毒感染的肺炎疫情物资向海关缴纳的进口环节增值税税款金额。

财政部　海关总署　税务总局

2020年2月1日

关于支持新型冠状病毒感染的肺炎疫情防控有关税收政策的公告（财政部　税务总局公告2020年第8号）

财政部　税务总局

关于支持新型冠状病毒感染的肺炎疫情防控有关税收政策的公告

财政部　税务总局公告2020年第8号

为进一步做好新型冠状病毒感染的肺炎疫情防控工作，支持相关企业发展，现就有关税收政策公告如下：

一、对疫情防控重点保障物资生产企业为扩大产能新购置的相关设备，允许一次性计入当期成本费用在企业所得税税前扣除。

二、疫情防控重点保障物资生产企业可以按月向主管税务机关申请全额退还增值税增量留抵税额。

本公告所称增量留抵税额，是指与2019年12月底相比新增加的期末留抵税额。

本公告第一条、第二条所称疫情防控重点保障物资生产企业名单，由省级及以上发展改革部门、工业和信息化部门确定。

三、对纳税人运输疫情防控重点保障物资取得的收入，免征增值税。

疫情防控重点保障物资的具体范围，由国家发展改革委、工业和信息化部确定。

四、受疫情影响较大的困难行业企业2020年度发生的亏损，最长结转年限由5年延长至8年。

困难行业企业，包括交通运输、餐饮、住宿、旅游（指旅行社及相关服务、游览景区管理两类）四大类，具体判断标准按照现行《国民经济行业分类》执行。困难行业企业 2020 年度主营业务收入须占收入总额（剔除不征税收入和投资收益）的 50% 以上。

五、对纳税人提供公共交通运输服务、生活服务，以及为居民提供必需生活物资快递收派服务取得的收入，免征增值税。

公共交通运输服务的具体范围，按照《营业税改征增值税试点有关事项的规定》（财税〔2016〕36 号印发）执行。

生活服务、快递收派服务的具体范围，按照《销售服务、无形资产、不动产注释》（财税〔2016〕36 号印发）执行。

六、本公告自 2020 年 1 月 1 日起实施，截止日期视疫情情况另行公告。

财政部

税务总局

2020 年 2 月 6 日

关于支持新型冠状病毒感染的肺炎疫情防控有关捐赠税收政策的公告
（财政部　税务总局公告2020年第9号）

财政部　税务总局

关于支持新型冠状病毒感染的肺炎疫情防控有关捐赠税收政策的公告

财政部　税务总局公告2020年第9号

为支持新型冠状病毒感染的肺炎疫情防控工作，现就有关捐赠税收政策公告如下：

一、企业和个人通过公益性社会组织或者县级以上人民政府及其部门等国家机关，捐赠用于应对新型冠状病毒感染的肺炎疫情的现金和物品，允许在计算应纳税所得额时全额扣除。

二、企业和个人直接向承担疫情防治任务的医院捐赠用于应对新型冠状病毒感染的肺炎疫情的物品，允许在计算应纳税所得额时全额扣除。

捐赠人凭承担疫情防治任务的医院开具的捐赠接收函办理税前扣除事宜。

三、单位和个体工商户将自产、委托加工或购买的货物，通过公益性社会组织和县级以上人民政府及其部门等国家机关，或者直接向承担疫情防治任务的医院，无偿捐赠用于应对新型冠状病毒感染的肺炎疫情的，免征增值税、消费税、城市维护建设税、教育费附加、地方教育附加。

四、国家机关、公益性社会组织和承担疫情防治任务的医院接受的捐赠，应专项用于应对新型冠状病毒感染的肺炎疫情工作，不得挪作他用。

五、本公告自2020年1月1日起施行，截止日期视疫情情况另行公告。

财政部

税务总局

2020年2月6日

关于支持新型冠状病毒感染的肺炎疫情防控有关个人所得税政策的公告
（财政部　税务总局公告 2020 年第 10 号）

财政部　税务总局

关于支持新型冠状病毒感染的肺炎疫情防控有关

个人所得税政策的公告

财政部　税务总局公告 2020 年第 10 号

为支持新型冠状病毒感染的肺炎疫情防控工作，现就有关个人所得税政策公告如下：

一、对参加疫情防治工作的医务人员和防疫工作者按照政府规定标准取得的临时性工作补助和奖金，免征个人所得税。政府规定标准包括各级政府规定的补助和奖金标准。

对省级及省级以上人民政府规定的对参与疫情防控人员的临时性工作补助和奖金，比照执行。

二、单位发给个人用于预防新型冠状病毒感染的肺炎的药品、医疗用品和防护用品等实物（不包括现金），不计入工资、薪金收入，免征个人所得税。

三、本公告自 2020 年 1 月 1 日起施行，截止日期视疫情情况另行公告。

财政部

税务总局

2020 年 2 月 6 日

关于支持个体工商户复工复业等税收征收管理事项的公告（国家税务总局公告2020年第5号）

国家税务总局

关于支持个体工商户复工复业等税收征收管理事项的公告

国家税务总局公告2020年第5号

为统筹推进新冠肺炎疫情防控和经济社会发展工作，支持个体工商户复工复业，贯彻落实相关税收政策，现就有关税收征收管理事项公告如下：

一、增值税小规模纳税人取得应税销售收入，纳税义务发生时间在2020年2月底以前，适用3%征收率征收增值税的，按照3%征收率开具增值税发票；纳税义务发生时间在2020年3月1日至5月31日，适用减按1%征收率征收增值税的，按照1%征收率开具增值税发票。

二、增值税小规模纳税人按照《财政部 税务总局关于支持个体工商户复工复业增值税政策的公告》（2020年第13号，以下简称“13号公告”）有关规定，减按1%征收率征收增值税的，按下列公式计算销售额：

销售额＝含税销售额/（1+1%）

三、增值税小规模纳税人在办理增值税纳税申报时，按照13号公告有关规定，免征增值税的销售额等项目应当填写在《增值税纳税申报表（小规模纳税人适用）》及《增值税减免税申报明细表》免税项目相应栏次；减按1%征收率征收增值税的销售额应当填写在《增值税纳税申报表（小规模纳税人适用）》“应征增值税不含税销售额（3%征收率）”

相应栏次，对应减征的增值税应纳税额按销售额的2%计算填写在《增值税纳税申报表（小规模纳税人适用）》“本期应纳税额减征额”及《增值税减免税申报明细表》减税项目相应栏次。

《增值税纳税申报表（小规模纳税人适用）附列资料》第8栏“不含税销售额”计算公式调整为：第8栏 = 第7栏 ÷（1+征收率）。

四、增值税小规模纳税人取得应税销售收入，纳税义务发生时间在2020年2月底以前，已按3%征收率开具增值税发票，发生销售折让、中止或者退回等情形需要开具红字发票的，按照3%征收率开具红字发票；开票有误需要重新开具的，应按照3%征收率开具红字发票，再重新开具正确的蓝字发票。

五、自2020年3月1日至5月31日，对湖北省境内的个体工商户、个人独资企业和合伙企业，代开货物运输服务增值税发票时，暂不预征个人所得税；对其他地区的上述纳税人统一按代开发票金额的0.5%预征个人所得税。

六、已放弃适用出口退（免）税政策未满36个月的纳税人，在出口货物劳务的增值税税率或出口退税率发生变化后，可以向主管税务机关声明，对其自发生变化之日起的全部出口货物劳务，恢复适用出口退（免）税政策。

出口货物劳务的增值税税率或出口退税率在本公告施行之日前发生变化的，已放弃适用出口退（免）税政策的纳税人，无论是否已恢复退（免）税，均可以向主管税务机关声明，对其自2019年4月1日起的全部出口货物劳务，恢复适用出口退（免）税政策。

符合上述规定的纳税人，可在增值税税率或出口退税率发生变化之日起［自2019年4月1日起恢复适用出口退（免）税政策的，自本公告

施行之日起]的任意增值税纳税申报期内，按照现行规定申报出口退（免）税，同时一并提交《恢复适用出口退（免）税政策声明》（详见附件）。

七、本公告自 2020 年 3 月 1 日起施行。

特此公告。

附件：恢复适用出口退（免）税政策声明

国家税务总局

2020 年 2 月 29 日

附件

恢复适用出口退（免）税政策声明

纳税人名称：____

统一社会信用代码 / 纳税人识别号：__________________________

__________________（税务机关名称）：

根据《国家税务总局关于出口货物劳务增值税和消费税有关问题的公告》（2013 年第 65 号，2018 年第 31 号修改）等规定，我单位自年__月__日起放弃适用出口退（免）税政策。现根据《国家税务总局关于支持个体工商户复工复业等税收征收管理事项的公告》（2020 年第 5 号）规定，声明自____年__月__日起恢复适用出口退（免）税政策。

调整增值税税率或出口退税率的相关文件为：__________________

__________________（文件名称及文号）。

____年__月__日

（公章）

关于支持个体工商户复工复业增值税政策的公告
（财政部　税务总局公告 2020 年第 13 号）

财政部　税务总局

关于支持个体工商户复工复业增值税政策的公告

财政部　税务总局公告 2020 年第 13 号

为支持广大个体工商户在做好新冠肺炎疫情防控同时加快复工复业，现就有关增值税政策公告如下：

自 2020 年 3 月 1 日至 5 月 31 日，对湖北省增值税小规模纳税人，适用 3% 征收率的应税销售收入，免征增值税；适用 3% 预征率的预缴增值税项目，暂停预缴增值税。除湖北省外，其他省、自治区、直辖市的增值税小规模纳税人，适用 3% 征收率的应税销售收入，减按 1% 征收率征收增值税；适用 3% 预征率的预缴增值税项目，减按 1% 预征率预缴增值税。

特此公告。

财政部 税务总局

2020 年 2 月 28 日

关于充分发挥税收职能作用助力打赢疫情防控阻击战若干措施的通知
（税总发〔2020〕14号）

国家税务总局
关于充分发挥税收职能作用助力打赢疫情
防控阻击战若干措施的通知
税总发〔2020〕14号

国家税务总局各省、自治区、直辖市和计划单列市税务局，局内各单位：

为深入贯彻习近平总书记关于新冠肺炎疫情防控工作的一系列重要指示批示精神，全面落实党中央、国务院决策部署，充分发挥税收职能作用，助力打赢疫情防控阻击战，促进经济社会平稳健康发展，现提出如下措施：

一、认真落实税收优惠政策，助力疫情防控和企业复产扩能

（一）不折不扣落实支持疫情防控的税收优惠政策。坚决扛牢落实支持疫情防控税收政策的政治责任，对2020年2月1日和2月6日新出台涉及“六税”“两费”的十二项政策以及地方在法定权限范围内出台的政策，及时优化调整信息系统，加大内部培训力度，简化办理操作程序，尽量采取网上线上方式向纳税人、缴费人开展政策宣传辅导，积极加强与发改、工信等部门沟通，确保政策简明易行好操作，让纳税人、缴费人及时全面懂政策、会申报，实现应享尽享、应享快享。对其他税收优惠政策特别是国家实施的更大规模减税降费政策措施也要进一步落实落细，巩固和拓展政策实施成效。

（二）编制支持疫情防控的税收优惠政策指引。税务总局编制发布《新冠肺炎疫情防控税收优惠政策指引》，便利纳税人、缴费人更好地了解掌握相关政策和征管规定。各级税务机关要对照政策指引逐项加大落实力度，确保全面精准落地。

（三）切实加强税收政策执行情况的监督评估。通过绩效考评和专项督查等方式，加强对支持疫情防控税收优惠政策执行情况的督促检查，严明纪律要求，确保政策执行不打折扣。加强政策运行情况的统计核算和跟踪分析，积极研究提出改进完善的意见建议。

二、深入拓展“非接触式”办税缴费，切实降低疫情传播风险

（四）明确网上办税缴费事项。税务总局梳理和发布涉税事项网上办理清单。各地税务机关要积极告知纳税人、缴费人凡是清单之内的事项均可足不出户、网上办理，不得自行要求纳税人、缴费人到办税服务厅或政务服务大厅办理清单列明的相关业务。

（五）拓展网上办税缴费范围。各地税务机关要按照“尽可能网上办”的原则，在税务总局发布清单的基础上，结合本地实际，积极拓展丰富网上办税缴费事项，实现更多业务从办税服务厅向网上转移，进一步提高网上办理率。

（六）优化网上办税缴费平台。加强电子税务局、手机 APP 等办税缴费平台的运行维护和应用管理，确保系统安全稳定。优化电子税务局与增值税发票综合服务平台对接的相关应用功能，进一步方便纳税人网上办理发票业务。拓展通过电子税务局移动端利用第三方支付渠道缴纳税费业务，为纳税人、缴费人提供更多的“掌上办税”便利。

（七）强化线上税费咨询服务。增强 12366 纳税服务热线咨询力量配备，确保接线通畅、解答准确、服务优质。制作疫情防控税收热点问

题答疑，及时向纳税人、缴费人推送。积极借助12366纳税服务平台、主流直播平台等，通过视频、语音、文字等形式与纳税人、缴费人进行实时互动交流，及时回应社会关切。

（八）丰富多元化非接触办理方式。各地税务机关在拓展网上线上办税缴费服务的同时，要积极为纳税人、缴费人提供其他非接触式办税缴费渠道。不断拓宽“网上申领、邮寄配送”发票、无纸化方式申报出口退（免）税以及通过传真、邮寄、电子方式送达资料等业务范围，扩大非接触办税缴费覆盖面。

三、大力优化现场办税缴费服务，营造安全高效便捷的办理环境

（九）确保安全办理。严格做好办税缴费服务场所（包括自助办税终端区域）的体温检测、室内通风、卫生防疫、清洁消毒等工作，在做好一线工作人员安全防护的同时，主动为纳税人、缴费人提供纸巾、洗手液等基本防护用品。科学规划办税服务厅进出路线和功能区域设置，保持人员之间安全距离。积极争取当地卫生防疫部门的支持，出现紧急情况及时妥善处理。对办税缴费服务场所的安全防护措施，以适当方式明确告知纳税人、缴费人，确保安心放心办税缴费。

（十）加强引导办理。增强办税服务厅导税和咨询力量配置，严格落实首问责任制，进一步做好对纳税人、缴费人办税缴费的引导服务，最大限度提高办理效率、压缩办理时间，确保“放心进大厅、事情快捷办”。

（十一）开辟直通办理。对生产、销售和运输疫情防控重点保障物资的纳税人、缴费人，提供办税缴费绿色通道服务，第一时间为其办理税费事宜，全力支持疫情防控重点物资稳产保供。

（十二）拓展预约办理。全面梳理分析辖区内纳税人、缴费人办税缴费情况，主动问需，主动对接。对确需到办税服务厅办理业务的，主

动提供预约服务，合理安排办理时间。办税服务厅每天要根据人员流量情况和业务紧急程度，及时加强与纳税人、缴费人的电话、微信联系沟通，提示其错峰办理，千方百计减少人员集聚。

（十三）推行容缺办理。对纳税人、缴费人到办税服务厅办理涉税事宜，提供的相关资料不齐全但不影响实质性审核的，经纳税人、缴费人作出书面补正承诺后，可暂缓提交纸质资料，按正常程序为其办理。

四、积极调整税收管理措施，帮助受疫情影响的企业纾困解难

（十四）依法延长申报纳税期限。在延长2月份申报纳税期限的基础上，对受疫情影响办理申报仍有困难的纳税人，可依法申请进一步延期。疫情严重地区，对缴纳车辆购置税等按次申报纳税的纳税人、扣缴义务人，因疫情原因不能按规定期限办理纳税申报的，可以延期办理。

（十五）依法办理延期缴纳税款。对受疫情影响生产经营发生严重困难的企业特别是小微企业，税务机关要依法及时核准其延期缴纳税款申请，积极帮助企业缓解资金压力。

（十六）切实保障发票供应。对生产和销售医疗救治设备、检测仪器、防护用品、消杀制剂、药品等疫情防控重点保障物资以及对此类物资提供运输服务的纳税人，申请增值税发票"增版""增量"的，可暂按需调整其发票领用数量和最高开票限额，不需事前实地查验。除发生税收违法行为等情形外，不得因疫情期间纳税人生产经营情况发生变化而降低其增值税发票领用数量和最高开票限额。

（十七）优化税务执法方式。进一步落实"无风险不检查、无批准不进户、无违法不停票"的要求，坚持以案头分析为主，充分发挥大数据优势，深入推进"互联网＋监管"。在疫情防控期间，减少或推迟直接入户检查，对需要到纳税人生产经营所在地进行现场调查核实的事项，

可经本级税务机关负责人确认，延至疫情得到控制或结束后办理；对确需在办税服务厅实名办税的人员，通过核验登记证件、身份证件等方式进行验证，暂不要求进行“刷脸”验证；对借疫情防控之机骗取税收优惠或虚开骗税等涉税违法行为，要坚决依法查处。

（十八）依法加强权益保障。对受疫情影响逾期申报或逾期报送相关资料的纳税人，免予行政处罚，相关记录不纳入纳税信用评价；对逾期未申报的纳税人，暂不按现行规定认定非正常户。对行政复议申请人因受疫情影响耽误法定申请期限的，申请期限自影响消除之日起继续计算；对不能参加行政复议听证等情形，税务机关依法中止审理，待疫情影响消除后及时恢复。

各级税务机关要以高度的思想自觉、政治自觉和行动自觉，深入学习贯彻习近平总书记关于疫情防控工作的一系列重要指示批示精神，坚决落实党中央、国务院的决策部署，按照税务总局的要求和地方党委、政府的安排，在切实加强自身防控的同时，充分发挥税务部门职能作用，不折不扣落实各项税收优惠政策，积极主动优化办税缴费服务，为坚决打赢疫情防控阻击战贡献税务力量。上述一些临时性调整的措施实施期限视疫情情况另行通知。在此期间，要加强对各项措施执行情况的监督检查，对落实不力造成不良影响的，严肃追究有关单位和人员的责任。各地工作中的经验做法和意见建议，要及时向税务总局报告。

国家税务总局

2020 年 2 月 10 日

关于优化纳税缴费服务配合做好新型冠状病毒感染肺炎疫情防控工作的通知
（税总函〔2020〕19号）

国家税务总局
关于优化纳税缴费服务配合做好新型冠状病毒感染
肺炎疫情防控工作的通知
税总函〔2020〕19号

国家税务总局各省、自治区、直辖市和计划单列市税务局，国家税务总局驻各地特派员办事处，局内各单位：

为坚决贯彻落实党中央、国务院决策部署，全力做好新型冠状病毒感染的肺炎疫情防控工作，切实加强纳税人、缴费人办税缴费的安全防护，确保相关工作平稳有序开展，现就有关事项通知如下：

一、严格落实疫情防控工作的各项要求。各地税务机关要本着把人民群众生命安全和身体健康放在第一位的态度，深入学习贯彻习近平总书记一系列重要指示精神，全面落实党中央、国务院决策部署，根据地方党委政府的统一安排，积极配合有关部门做好本单位特别是办税缴费服务场所的疫情防控工作。要严格按照地方党委政府对政务服务中心等窗口单位的具体要求，制定本地区办税缴费服务场所疫情防控工作方案。

二、根据疫情防控需要延长申报纳税期限。对按月申报的纳税人、扣缴义务人，在全国范围内将2020年2月份的法定申报纳税期限延长至2月24日；湖北等疫情严重地区可以视情况再适当延长，具体时间由省税务局确定并报税务总局备案；纳税人、扣缴义务人受疫情影响，在2020年2月份申报纳税期限延长后，办理仍有困难的，还可依法申请进一步延期。与此同时，各地税务机关要提前采取相应措施，确保申报纳税期限延长后，纳税人的税控设备能够正常使用，增值税发票能够正常领用和开具。

三、积极拓展“非接触式”办税缴费服务。各地税务机关要按照“尽可能网上办”的原则，全面梳理网上办税缴费事项，并向纳税人、缴费人提示办理渠道和相关流程，积极引导通过电子税务局、手机 APP、自助办税终端等渠道办理税费业务，力争实现 95% 以上的企业纳税人、缴费人网上申报。大力倡导纳税人采用“网上申领、邮寄配送”或自助终端办理的方式领用和代开发票。对纳税人、缴费人在办税缴费过程中遇到的个性化问题和需求，税务机关要通过 12366 纳税服务热线、微信、视频等多种渠道，第一时间给予准确耐心细致解答。对于确需到办税缴费服务场所办理业务的，税务机关要通过主动预约服务，为纳税人、缴费人在征期后期分时分批错峰办理提供便利，千方百计降低疫情传播风险。

四、着力营造安全高效的办税缴费环境。要严格按照疫情防控工作要求，认真做好室内通风、卫生检测、清洁消毒等工作，加强对一线工作人员的关心关爱，配备必要的防护用品。要严格执行办税缴费服务场所局领导值班制度，落实好导税服务、首问责任等制度，方便纳税人、缴费人快捷办理相关业务。要加强应急管理，提前制定预案，确保及时化解和处置各类风险隐患及突发情况，疫情严重地区要提前安排好办税缴费备用场所。要充分发挥广大共产党员的先锋模范作用，合理调配人员尤其是党员干部充实到办税缴费服务中来，让党旗在防控疫情斗争第一线高高飘扬。

各地税务机关要以适当方式将申报纳税期限调整等情况及时告知纳税人、缴费人，如遇重要事项及时上报。

国家税务总局

2020 年 1 月 30 日

关于进一步延长2020年2月份纳税申报期限有关事项的通知（税总函〔2020〕27号）

国家税务总局

关于进一步延长2020年2月份纳税申报期限有关事项的通知

税总函〔2020〕27号

国家税务总局各省、自治区、直辖市和计划单列市税务局，国家税务总局驻各地特派员办事处，局内各单位：

为进一步支持疫情防控工作和企业复工复产，便利纳税人、扣缴义务人（以下简称纳税人）统筹办理纳税申报事项，税务总局决定再次延长2020年2月份纳税申报期限，现将有关事项通知如下：

一、对按月申报的纳税人，除湖北省外，纳税申报期限进一步延至2月28日（星期五）。

二、受疫情影响到2月28日仍无法办理纳税申报或延期申报的纳税人，可在及时向税务机关书面说明正当理由后，补办延期申报手续并同时办理纳税申报。税务机关依法对其不加收税款滞纳金、不给予行政处罚、不调整纳税信用评价、不认定为非正常户。纳税人应对其书面说明的正当理由的真实性负责。

三、各省税务机关结合实际情况，进一步明确补办延期申报手续的时限，优化办理流程。执行中遇到的问题，请及时向税务总局（征管科技司）报告。

国家税务总局

2020年2月17日

关于贯彻落实阶段性减免企业社会保险费政策的通知（税总函〔2020〕33号）

国家税务总局

关于贯彻落实阶段性减免企业社会保险费政策的通知

税总函〔2020〕33号

国家税务总局各省、自治区、直辖市和计划单列市税务局，国家税务总局驻各地特派员办事处：

为深入贯彻落实党的十九大和十九届二中、三中、四中全会精神，统筹做好新冠肺炎疫情防控和经济社会发展工作，经国务院同意，人力资源社会保障部、财政部、税务总局印发了《关于阶段性减免企业社会保险费的通知》（人社部发〔2020〕11号，以下简称《通知》），国家医保局、财政部、税务总局印发了《关于阶段性减征职工基本医疗保险费的指导意见》（医保发〔2020〕6号，以下简称《意见》）。为确保阶段性减免企业社会保险费、减征职工基本医疗保险费政策（以下简称阶段性减免企业社保费政策）有效落地，现就有关事项通知如下：

一、推动尽快制定本地具体实施办法

各省、自治区、直辖市和计划单列市税务局（以下统称"省税务局"）要按照《通知》和《意见》要求，积极推动本省抓紧制定落实阶段性减免企业社保费政策的具体实施办法，按时向国家有关部门报备。要会同有关部门根据本地实际情况，研究制定落实阶段性减免企业社保费政策的具体操作办法，确保政策措施早落地、好操作。

二、扎实做好政策宣传和辅导培训工作

税务总局、省税务局分别在门户网站开设"阶段性减免企业社保费”专栏，集中发布相关政策、解读和操作问答。各省税务局要充分利用12366服务热线以及微信、短信等方式及时解读政策、讲解操作、回答问题，确保缴费人对阶段性减免企业社保费政策应知尽知。要利用视频会议、网络办公以及在线授课等方式，加强对税务干部的业务培训，确保一线税务干部尤其是12366服务热线的坐席人员、缴费窗口的操作人员能够熟练掌握政策，优质高效为缴费人提供服务。

三、加快办理2月份已征费款退（抵）工作

各省税务局要对2020年2月份已经征收的社保费进行分类，确定应退（抵）的企业和金额。要按照人力资源社会保障部、财政部、税务总局、国家医保局共同明确的处理原则，优化流程，提高效率，及时为应该退费的参保单位依职权办理退费，切实缓解企业特别是中小微企业经营困难。对采取以2月份已缴费款冲抵以后月份应缴费款的参保单位，要明确冲抵流程和操作办法，有序办理费款冲抵业务。

四、依规从快办理缓缴费款业务

各级税务机关要会同有关部门落实好缓缴社保费政策，结合本地实际，进一步优化业务流程，从快办理缓缴相关业务。要严格落实缓缴期限原则上不超过6个月、缓缴期间免收滞纳金等政策要求，确保缴费人应享尽享。

五、抓紧完善信息系统和信息平台功能

税务总局将在近期完成社保费征管信息系统（标准版）的优化升级工作。各省税务局要根据本省实施方案以及各类企业划型名单，明确业务办理规则，标识企业类型，尽快完成本地征管系统和信息平台相关功能的完善、联调测试以及部署上线工作。要及时做好各地网上缴费系统、缴费客户端等相关系统功能升级工作，确保缴费人顺畅办理减免等业务，精准享受阶段性减免企业社保费政策。要进一步加强与相关部门的信息共享，明确信息共享项目，及时将征收明细信息传递给同级人力资源社会保障、医疗保障部门，确保参保人员社会保险权益不受影响。

六、扎实细致做好减免费核算和收入分析工作

各省税务局要根据阶段性减免企业社保费政策的特点，按照统一部署，按月、分户做好减免费核算工作，及时反映政策成效。要根据政策影响情况，适时推动调整社保基金收入预算，为政策落实打好基础。要加强月度收入与免、减、缓政策联动分析，全面准确掌握社保费收入状况。

七、切实加强领导压实工作责任

各级税务机关要切实加强对落实阶段性减免企业社保费政策工作的组织领导，成立由分管局领导牵头、相关部门共同参加的工作专班，统筹抓好政策落实。要将阶段性减免企业社保费政策落实情况和退（抵）费办理情况纳入绩效考评，加大督查督办力度，严肃工作纪律，层层压实责任，确保各项工作落实落细。各省阶段性减免企业社保费政策落实情况、取得成效及工作中遇到的重要问题或重大事项，要及时向税务总局（社会保险费司）报告。

国家税务总局

2020 年 2 月 25 日

关于新型冠状病毒感染的肺炎疫情防控期间免征部分行政事业性收费和政府性基金的公告
（财政部 国家发展改革委公告 2020 年第 11 号）

财政部 国家发展改革委

关于新型冠状病毒感染的肺炎疫情防控期间免征部分

行政事业性收费和政府性基金的公告

财政部 国家发展改革委公告 2020 年第 11 号

为进一步做好新型冠状病毒感染的肺炎疫情防控工作，支持相关企业发展，现就免征部分行政事业性收费和政府性基金有关政策公告如下：

一、对进入医疗器械应急审批程序并与新型冠状病毒（2019-nCoV）相关的防控产品，免征医疗器械产品注册费；对进入药品特别审批程序、治疗和预防新型冠状病毒（2019-nCoV）感染肺炎的药品，免征药品注册费。

二、免征航空公司应缴纳的民航发展基金。

三、本公告自 2020 年 1 月 1 日起实施，截止日期视疫情情况另行公告。

财政部

国家发展改革委

2020 年 2 月 6 日

关于公布疫情防控重点保障物资（医疗应急）清单

工业和信息化部
关于公布疫情防控重点保障物资（医疗应急）清单

根据《关于支持新型冠状病毒感染的肺炎疫情防控有关税收政策的公告》（财政部 税务总局公告2020年第8号）相关要求，我部确定了疫情防控重点保障物资清单中医疗应急保障物资的具体范围，形成疫情防控重点保障物资（医疗应急）清单，现予以公布。该清单将视疫情防控需要进行动态调整。

疫情防控重点保障物资（医疗应急）清单

序号	一级分类	二级分类	物资清单
1	一、药品	（一）一般治疗及重型、危重型病例治疗药品	α－干扰素、洛匹那韦利托那韦片（盒）、抗菌药物、甲泼尼龙、糖皮质激素等经卫生健康、药监部门依程序确认治疗有效的药品和疫苗（以国家卫健委新型冠状病毒感染的肺炎诊疗方案为准）。
2		（二）中医治疗药品	藿香正气胶囊（丸、水、口服液）、金花清感颗粒、连花清瘟胶囊（颗粒）、疏风解毒胶囊（颗粒）、防风通圣丸（颗粒）、喜炎平注射剂、血必净注射剂、参附注射液、生脉注射液、苏合香丸、安宫牛黄丸等中成药（以国家卫健委新型冠状病毒感染的肺炎诊疗方案为准）。苍术、陈皮、厚朴、藿香、草果、生麻黄、羌活、生姜、槟郎、杏仁、生石膏、瓜蒌、生大黄、葶苈子、桃仁、人参、黑顺片、山茱萸、法半夏、党参、炙黄芪、茯苓、砂仁等中药饮片（以国家卫健委新型冠状病毒感染的肺炎诊疗方案为准）。
3	二、试剂	（一）检验检测用品	新型冠状病毒检测试剂盒等。

续表

序号	一级分类	二级分类	物资清单
4	三、消杀用品及其主要原料、包装材料	（一）消杀用品	医用酒精、84 消毒液、过氧乙酸消毒液、过氧化氢（3%）消毒液、含氯泡腾片、免洗手消毒液、速干手消毒剂等。
5		（二）消杀用品主要原料	次氯酸钠、双氧水、95% 食品级酒精等。
6		（三）消杀用品包装材料	挤压泵、塑料瓶（桶）、玻璃瓶（桶）、纸箱、标签等。
7	四、防护用品及其主要原料、生产设备	（一）防护用品	医用防护口罩、医用外科口罩、医用防护服、负压防护头罩、医用靴套、医用全面型呼吸防护机（器）、医用隔离眼罩 / 医用隔离面罩、一次性乳胶手套、手术服（衣）、隔离衣、一次性工作帽、一次性医用帽（病人用）等。
8		（二）防护用品主要原料	覆膜纺粘布、透气膜、熔喷无纺布、隔离眼罩及面罩用PET/PC 防雾卷材以及片材、密封条、拉链、抗静电剂以及其他生产医用防护服、医用口罩等的重要原材料。
9		（三）防护用品生产设备	防护服压条机、口罩机等。
10	五、专用车辆、装备、仪器及关键元器件	（一）车辆装备	负压救护车及其他类型救护车、专用作业车辆；负压隔离舱、可快速展开的负压隔离病房、负压隔离帐篷系统；车载负压系统、正压智能防护系统；CT、便携式 DR、心电图机、彩超超声仪等，电子喉镜、纤支镜等；呼吸机、监护仪、除颤仪、高流量呼吸湿化治疗仪、医用电动病床；血色分析仪、PCR 仪、ACT 检测仪等；注射泵、输液泵、人工心肺（ECMO）、CRRT 等。
11		（二）消杀装备	背负式充电超低容量喷雾机、背负式充电超低容量喷雾器、过氧化氢消毒机、等离子空气消毒机、终末空气消毒机等。
12		（三）电子仪器仪表	全自动红外体温监测仪、门式体温监测仪、手持式红外测温仪等红外体温检测设备及其他智能监测检测系统。
13		（四）关键元器件	黑体、温度传感器、传感器芯片、显示面板、阻容元件、探测器、电接插元件、锂电池、印制电路板等。
14	六、生产上述医用物资的重要设备		

关于支持金融强化服务　做好新型冠状病毒感染肺炎疫情防控工作的通知

（财金〔2020〕3号）

财政部

关于支持金融强化服务 做好新型冠状病毒感染

肺炎疫情防控工作的通知

财金〔2020〕3号

各省、自治区、直辖市、计划单列市财政厅（局），新疆生产建设兵团财政局，财政部各地监管局：

为坚决贯彻落实《中共中央关于加强党的领导、为打赢疫情防控阻击战提供坚强政治保证的通知》精神，发挥财政资金引导撬动作用，支持金融更好服务新型冠状病毒感染肺炎疫情防控（以下简称疫情防控）工作，现通知如下：

一、对疫情防控重点保障企业贷款给予财政贴息支持。对2020年新增的疫情防控重点保障企业贷款，在人民银行专项再贷款支持金融机构提供优惠利率信贷的基础上，中央财政按人民银行再贷款利率的50%给予贴息，贴息期限不超过1年，贴息资金从普惠金融发展专项资金中安排。

（一）经发展改革委、工业和信息化部等部门确定的疫情防控重点保障企业，可凭借2020年1月1日后疫情防控期内新生效的贷款合同，中央企业直接向财政部申请，地方企业向所在地财政部门申请贴息支持。对支持疫情防控工作作用突出的其他卫生防疫、医药产品、医用器材企业，经省级财政部门审核确认后，可一并申请贴息支持。

（二）各省级财政部门汇总编制本地区贴息资金申请表（见附件），于2020年5月31日前报送财政部。财政部审核后，向省级财政部门拨付贴息资金，由省级财政部门直接拨付给相关借款企业。5月31日后，再视情决定是否受理贴息资金申请。

（三）享受贴息支持的借款企业应将贷款专项用于疫情防控相关生产经营活动，保障疫情防控相关重要医用、生活物资平稳有序供应，不得将贷款资金用于投资、理财或其他套利活动，不得哄抬物价、干扰市场秩序。

二、加大对受疫情影响个人和企业的创业担保贷款贴息支持力度。对已发放的个人创业担保贷款，借款人患新型冠状病毒感染肺炎的，可向贷款银行申请展期还款，展期期限原则上不超过1年，财政部门继续给予贴息支持，不适用《普惠金融发展专项资金管理办法》（财金〔2019〕96号）关于"对展期、逾期的创业担保贷款，财政部门不予贴息"的规定。对受疫情影响暂时失去收入来源的个人和小微企业，地方各级财政部门要会同有关方面在其申请创业担保贷款时优先给予支持。

三、优化对受疫情影响企业的融资担保服务。鼓励金融机构对疫情防控重点保障企业和受疫情影响较大的小微企业提供信用贷款支持，各级政府性融资担保、再担保机构应当提高业务办理效率，取消反担保要求，降低担保和再担保费率，帮助企业与金融机构对接，争取尽快放贷、不抽贷、不压贷、不断贷。国家融资担保基金对于受疫情影响严重地区的政府性融资担保、再担保机构，减半收取再担保费。对于确无还款能力的小微企业，为其提供融资担保服务的各级政府性融资担保机构应及时履行代偿义务，视疫情影响情况适当延长追偿时限，符合核销条件的，按规定核销代偿损失。

四、加强资金使用绩效监督管理。各级财政部门应及时公开疫情防控重点保障企业获得贴息支持情况，并督促相关贷款银行加强贷后管理，确保贴息贷款专款专用。疫情防控重点保障企业贴息资金管理执行《普惠金融发展专项资金管理办法》，财政部各地监管局应加强贴息资金使用情况监管，强化跟踪问效，切实提高财政资金使用效益。对于未按规定用途使用贷款的企业，一经发现，要追回中央财政贴息资金。

五、认真抓好政策贯彻落实。地方各级财政部门要增强“四个意识”，做到“两个维护”，把打赢疫情防控阻击战作为当前重大政治任务，会同有关方面加强政策宣传、组织协调和监督管理工作，发现政策执行中的重大情况，及时向财政部报告，切实保障政策真正惠及疫情防控重点保障企业以及受疫情影响的人群、企业和地区。

附件：________省（自治区、直辖市、计划单列市）疫情防控重点保障企业贷款贴息资金申请表

财政部

2020 年 2 月 1 日

附件

______省（自治区、直辖市、计划单列市）疫情防控重点保障企业贷款贴息资金申请表

序号	所属省份	贷款企业名称	贷款额度（万元）	贴息期限（日）	贴息金额（元）
1					
2					
3					
4					
5					
6					
7					
8					
9					
10					
11					
12					
合计					

关于打赢疫情防控阻击战强化疫情防控重点保障企业资金支持的紧急通知（财金〔2020〕5号）

财政部

关于打赢疫情防控阻击战强化疫情防控重点保障

企业资金支持的紧急通知

财金〔2020〕5号

各省、自治区、直辖市、计划单列市财政厅（局）、发展改革委、工业和信息化主管部门、审计厅（局），人民银行上海总部，各分行、营业管理部、各省会（首府）城市中心支行、副省级城市中心支行，新疆生产建设兵团财政局、发展改革委、工业和信息化局、审计局，财政部各地监管局，审计署各特派员办事处：

党中央、国务院高度重视新型冠状病毒感染肺炎疫情防控工作，把疫情防控工作作为当前最重要的工作来抓。为认真贯彻习近平总书记关于加强疫情防控工作的重要指示和中央政治局常委会会议精神，根据李克强总理主持召开中央应对疫情工作领导小组会议精神和国务院常务会议部署，全力保障疫情防控重要医用物资和生活必需品供应，坚决遏制疫情蔓延势头，坚决打赢疫情防控阻击战，现就强化疫情防控重点保障企业资金支持有关事项通知如下：

一、规范疫情防控重点保障企业名单管理

（一）支持范围。发展改革委、工业和信息化部对以下疫情防控重点保障企业实施名单制管理：

1. 生产应对疫情使用的医用防护服、隔离服、医用及具有防护作用的民用口罩、医用护目镜、新型冠状病毒检测试剂盒、负压救护车、消毒机、消杀用品、红外测温仪、智能监测检测系统和相关药品等重要医用物资企业；

2. 生产上述物资所需的重要原辅材料生产企业、重要设备制造企业和相关配套企业；

3. 生产重要生活必需品的骨干企业；

4. 重要医用物资收储企业；

5. 为应对疫情提供相关信息通信设备和服务系统的企业以及承担上述物资运输、销售任务的企业。

（二）名单申报流程。各省级发展改革、工业和信息化部门负责审核汇总本地区疫情防控重点保障企业名单，报发展改革委、工业和信息化部。中央企业可由相关行业主管部门或直接向发展改革委、工业和信息化部提出申请。发展改革委、工业和信息化部根据疫情防控物资调拨需要，研究确定全国疫情防控重点保障企业名单（以下简称全国性名单）。

湖北省和浙江省、广东省、河南省、湖南省、安徽省、重庆市、江西省、北京市、上海市等省份，可根据疫情防控工作需要，自主建立本地区的疫情防控重点保障企业名单（以下简称地方性名单），由省级发展改革、工业和信息化部门报发展改革委、工业和信息化部备案。

上述地区对疫情防控物资保障有重要作用的重点医用物资、生活必需品生产企业，未纳入名单前可按照急事急办、特事特办原则，先向金融机构申请信贷支持，在金融机构审核的同时，及时向省级发展改革、工业和信息化部门申请纳入名单。

（三）严格名单管理。发展改革委、工业和信息化部应按照中央应对疫情工作领导小组和国务院联防联控机制部署要求，严格报送名单程序和筛选标准，指导做好疫情防控重点保障企业名单报送工作，根据疫情防控需要和企业规范生产经营情况，对名单实施动态调整。

（四）加强信息共享。发展改革委、工业和信息化部与财政部、人民银行、审计署实时共享全国性和地方性名单信息。财政部、人民银行应实时将名单内企业获得财政贴息和优惠贷款情况反馈发展改革委、工业和信息化部、审计署。

二、通过专项再贷款支持金融机构加大信贷支持力度

（一）发放对象。人民银行向相关全国性银行和疫情防控重点地区地方法人银行发放专项再贷款，支持其向名单内企业提供优惠贷款。发放对象包括开发银行、进出口银行、农业发展银行、工商银行、农业银行、中国银行、建设银行、交通银行、邮政储蓄银行等 9 家全国性银行，以及疫情防控重点地区的部分地方法人银行。全国性银行重点向全国性名单内的企业发放贷款，地方法人银行向本地区地方性名单内企业发放贷款。

（二）利率和期限。每月专项再贷款发放利率为上月一年期贷款市场报价利率（LPR）减 250 基点。再贷款期限为 1 年。金融机构向相关企业提供优惠利率的信贷支持，贷款利率上限为贷款发放时最近一次公布的一年期 LPR 减 100 基点。

（三）发放方式。专项再贷款采取“先贷后借”的报销制。金融机构按照风险自担原则对名单内企业自主决策发放优惠贷款，按日报告贷款进度，定期向人民银行申领专项再贷款资金。

三、中央财政安排贴息资金支持降低企业融资成本

（一）贴息范围。对享受人民银行专项再贷款支持的企业，中央财政给予贴息支持。

（二）贴息标准和期限。在人民银行专项再贷款支持金融机构提供优惠利率信贷支持的基础上，中央财政按企业实际获得贷款利率的50%进行贴息。贴息期限不超过1年。

（三）贴息资金申请程序。地方企业向所在地财政部门申请贴息支持，由省级财政部门汇总本地区贴息申请并报送财政部。中央企业直接向财政部申请。财政部审核后，向省级财政部门和中央企业尽快拨付贴息资金。省级财政部门应尽快将贴息资金直接拨付地方企业。

四、切实加强应急保障资金监督管理

（一）确保专款专用。疫情防控重点保障企业要将金融机构提供的优惠信贷支持，全部用于疫情防控相关的生产经营活动，积极扩大产能、抓紧增产增供，服从国家统一调配，保障疫情防控相关重要医用物资、生活必需品平稳有序供给。对于挪用优惠信贷资金用于偿还企业其他债务，或投资、理财等套利活动，未从事疫情防控相关生产经营活动，或对生产的物资不服从国家统一调配的企业，一经发现，取消享受优惠政策支持资格，追回中央财政贴息和优惠信贷资金，并按照有关规定追究相应责任。地方不配合国家对重要物资统一调配的，取消当地企业的相关政策支持。

（二）加强监督管理。各级有关部门和中央企业要严格按照程序和筛选标准报送企业名单和融资需求。金融机构要从严审批、从快发放贷款，加强贷后管理，确保资金第一时间用于疫情防控相关生产经营活动。发展改革委、工业和信息化部要跟踪监督重点保障企业生产的医用物资、生活必需品流向，确保物资用于疫情防控的重要地区和领域。人民银行要建立电子台账，跟踪监督再贷款资金使用情况。财政部门要加强对中央财政贴息资金安排的监管、监督。审计部门要加强对重点保障企业贴息贷款的审计监督，促进资金使用的公开、公平、公正。疫情防控重点保障企业和相关金融机构要自觉接受财政、审计部门的检查监督。

（三）提高资金使用效益。各级财政部门要及时拨付贴息资金，加强资金使用全流程监管，强化绩效管理要求，确保贴息资金使用安全、合规和有效，并根据工作需要适时组织开展绩效评价。任何单位和个人不得以任何理由、任何形式截留、挪用贴息资金。

（四）严格责任追究。各地区各相关部门工作人员存在违反本通知要求滥用职权、玩忽职守、徇私舞弊等违法违纪行为的，企业借机骗取套取财政和信贷资金的，要依据《中华人民共和国监察法》、《中华人民共和国预算法》、《财政违法行为处罚处分条例》等法律法规追究相应责任、坚决严惩不贷；涉嫌犯罪的，依法移送司法机关处理。

五、强化责任担当，狠抓贯彻落实

（一）提高站位，加强领导。各地区各相关部门要进一步提高政治站位，增强“四个意识”、坚定“四个自信”、做到“两个维护”，深刻认识打赢疫情防控阻击战的重要性和紧迫性，坚决服从中央统一指挥、统一协调、统一调度，对疫情防控重点保障企业资金需求应保尽保，切实加强组织领导，抓好贯彻落实。

（二）明确责任，强化协同。各级发展改革、工业和信息化部门要主动了解疫情防控重点保障企业生产经营需求，下沉服务、上门服务，及时帮助企业排忧解难。各人民银行分支机构要指导金融机构主动对接疫情防控重点保障企业融资需求、尽快放贷，保障企业生产经营需要。各级财政部门、人民银行分支机构要简化申报流程、提高办理效率，尽快发放专项再贷款、拨付贴息资金。各级审计部门要加强资金跟踪审计，发现问题及时推动整改。各部门要加强联动、信息共享，形成工作合力，重大问题及时报告。

（三）特事特办，及早见效。各部门要切实强化责任担当，坚持特事特办、急事急办，业务办理高效化、便利化，全力以赴支持疫情防控重点保障企业开展生产经营、扩大生产能力，确保政策尽快落地见效，真正惠及疫情防控重点保障企业以及受疫情影响的人群、企业和地区。

财政部

发展改革委

工业和信息化部

人民银行

审计署

2020 年 2 月 7 日

关于阶段性减免企业社会保险费的通知（人社部发〔2020〕11号）

人力资源社会保障部 财政部　税务总局
关于阶段性减免企业社会保险费的通知
人社部发〔2020〕11号

各省、自治区、直辖市人民政府，新疆生产建设兵团：

为贯彻落实习近平总书记关于新冠肺炎疫情防控工作的重要指示精神，纾解企业困难，推动企业有序复工复产，支持稳定和扩大就业，根据社会保险法有关规定，经国务院同意，现就阶段性减免企业基本养老保险、失业保险、工伤保险（以下简称三项社会保险）单位缴费部分有关问题通知如下：

一、自2020年2月起，各省、自治区、直辖市（除湖北省外）及新疆生产建设兵团（以下统称省）可根据受疫情影响情况和基金承受能力，免征中小微企业三项社会保险单位缴费部分，免征期限不超过5个月；对大型企业等其他参保单位（不含机关事业单位）三项社会保险单位缴费部分可减半征收，减征期限不超过3个月。

二、自2020年2月起，湖北省可免征各类参保单位（不含机关事业单位）三项社会保险单位缴费部分，免征期限不超过5个月。

三、受疫情影响生产经营出现严重困难的企业，可申请缓缴社会保险费，缓缴期限原则上不超过6个月，缓缴期间免收滞纳金。

四、各省根据工业和信息化部、统计局、发展改革委、财政部《关于印发中小企业划型标准规定的通知》（工信部联企业〔2011〕300号）

等有关规定，结合本省实际确定减免企业对象，并加强部门间信息共享，不增加企业事务性负担。

五、要确保参保人员社会保险权益不受影响，企业要依法履行好代扣代缴职工个人缴费的义务，社保经办机构要做好个人权益记录工作。

六、各省级政府要切实承担主体责任，确保各项社会保险待遇按时足额支付。加快推进养老保险省级统筹，确保年底前实现基金省级统收统支。2020年企业职工基本养老保险基金中央调剂比例提高到4%，加大对困难地区的支持力度。

七、各省要结合当地实际，按照本通知规定的减免范围和减免时限执行，规范和加强基金管理，不得自行出台其他减收增支政策。各省可根据减免情况，合理调整2020年基金收入预算。

各省要提高认识，切实加强组织领导，统筹做好疫情防控和经济社会发展工作，抓紧制定具体实施办法，尽快兑现减免政策。各省印发的具体实施办法于3月5日前报人力资源社会保障部、财政部、税务总局备案。各级人力资源社会保障、财政、税务部门要会同相关部门，切实履行职责，加强沟通配合，全力做好疫情防控期间企业社会保险工作，确保企业社会保险费减免等各项政策措施落实到位。

人力资源社会保障部

财政部

税务总局

2020年2月20日

关于阶段性减征职工基本医疗保险费的指导意见（医保发〔2020〕6号）

国家医保局 财政部　税务总局

关于阶段性减征职工基本医疗保险费的指导意见

医保发〔2020〕6号

各省、自治区、直辖市人民政府，新疆生产建设兵团：

为贯彻落实习近平总书记关于新冠肺炎疫情防控工作的重要指示精神，切实减轻企业负担，支持企业复工复产，根据社会保险法有关规定，经国务院同意，现就阶段性减征职工基本医疗保险（以下简称职工医保）单位缴费有关工作提出如下指导意见：

一、自2020年2月起，各省、自治区、直辖市及新疆生产建设兵团（以下统称省）可指导统筹地区根据基金运行情况和实际工作需要，在确保基金收支中长期平衡的前提下，对职工医保单位缴费部分实行减半征收，减征期限不超过5个月。

二、原则上，统筹基金累计结存可支付月数大于6个月的统筹地区，可实施减征；可支付月数小于6个月但确有必要减征的统筹地区，由各省指导统筹考虑安排。缓缴政策可继续执行，缓缴期限原则上不超过6个月，缓缴期间免收滞纳金。

三、各省要指导统筹地区持续完善经办管理服务，确保待遇支付，实施减征和缓缴不能影响参保人享受当期待遇。参保单位应依法履行代扣代缴个人缴费的义务，医保经办机构要做好个人权益记录，确保个人权益不受影响。优化办事流程，不增加参保单位事务性负担。

四、各省要指导统筹地区切实加强基金管理，做好统计监测，跟踪分析基金运行情况，采取切实管用的措施，管控制度运行风险，确保基金收支中长期平衡。减征产生的统筹基金收支缺口由统筹地区自行解决。各省可根据减征情况，合理调整2020年基金预算。

五、已经实施阶段性降低单位费率等援企政策的省可继续执行，也可按照本指导意见精神指导统筹地区调整政策。已实施阶段性降低职工医保单位费率的统筹地区，不得同时执行减半征收措施。

各省要提高思想认识，加强组织领导，分类指导统筹地区做好相关工作。决定实施减征政策的省，印发的具体实施方案于3月5日前报医保局、财政部、税务总局备案。各级医疗保障、财政、税务等部门要加强协同，切实履职，全力做好疫情防控期间的医疗保障各项工作，确保政策落实到位，重要情况及时报告。

国家医保局

财政部

税务总局

2020年2月21日

关于妥善应对新冠肺炎疫情实施住房公积金阶段性支持政策的通知
（建金〔2020〕23号）

住房和城乡建设部 财政部 人民银行

关于妥善应对新冠肺炎疫情实施住房公积金

阶段性支持政策的通知

建金〔2020〕23号

各省、自治区、直辖市人民政府，新疆生产建设兵团：

为贯彻落实习近平总书记关于新冠肺炎疫情防控和应对工作的重要指示精神，按照党中央、国务院关于出台阶段性、有针对性的政策措施，纾解企业困难的决策部署，经国务院常务会议审议通过，现就实施住房公积金阶段性支持政策有关事项通知如下：

一、受新冠肺炎疫情影响的企业，可按规定申请在2020年6月30日前缓缴住房公积金，缓缴期间缴存时间连续计算，不影响职工正常提取和申请住房公积金贷款。

二、受新冠肺炎疫情影响的职工，2020年6月30日前住房公积金贷款不能正常还款的，不作逾期处理，不作为逾期记录报送征信部门，已报送的予以调整。对支付房租压力较大的职工，可合理提高租房提取额度、灵活安排提取时间。

三、经认定的新冠肺炎疫情严重和较严重地区，企业在与职工充分协商的前提下，可在2020年6月30日前自愿缴存住房公积金。继续缴存的，自主确定缴存比例；停缴的，停缴期间缴存时间连续计算，不影响职工正常提取住房公积金和申请住房公积金贷款。

各地区要按照本通知要求，高度重视，周密部署，加强对工作落实情况的指导监督。各设区城市人民政府要结合本地实际，抓紧提出实施住房公积金阶段性支持政策的具体办法，做好落实工作。

住房和城乡建设部

财政部

中国人民银行

2020年2月21日

关于疫情防控期间采取支持性两部制电价政策降低企业用电成本的通知（发改办价格〔2020〕110号）

国家发展改革委办公厅
关于疫情防控期间采取支持性两部制电价政策
降低企业用电成本的通知
发改办价格〔2020〕110号

国家电网有限公司、南方电网公司、内蒙古电力（集团）有限责任公司：

为贯彻落实习近平总书记关于坚决打赢疫情防控阻击战的重要指示精神和党中央、国务院决策部署，在疫情防控期间降低企业用电成本，支持企业共渡难关，现就采取支持性两部制电价政策有关事项通知如下。

一、对疫情防控期间暂不能正常开工、复工的企业，放宽容（需）量电价计费方式变更周期和减容（暂停）期限，电力用户即日可申请减容、暂停、减容恢复、暂停恢复。申请变更的用户不受“暂停用电不得小于15天”等条件限制，减免收取容（需）量电费。对于疫情发生以来停工、停产的企业，可适当追溯减免时间。

二、对因满足疫情防控需要扩大产能的企业，原选择按合同最大需量方式缴纳容（需）量电费的，实际最大用量不受合同最大需量限制，超过部分按实计取。

三、全力保障为疫情防控直接服务的新建、扩建医疗等场所用电需求，采取免收高可靠性供电费等措施，降低运行成本。

请你公司细化落实相关电价政策，主动向用户宣传告知，做好用户申请受理、办理减免等工作。

国家发展改革委办公厅
2020年2月7日

关于阶段性降低非居民用气成本支持企业复工复产的通知（发改价格〔2020〕257号）

国家发展改革委

关于阶段性降低非居民用气成本支持企业复工复产的通知

发改价格〔2020〕257号

各省、自治区、直辖市及计划单列市、新疆生产建设兵团发展改革委，中国石油天然气集团有限公司、中国石油化工集团有限公司、中国海洋石油集团有限公司：

为贯彻落实习近平总书记关于坚决打赢疫情防控阻击战的重要指示精神，按照党中央、国务院决策部署，统筹疫情防控与经济社会发展，降低企业用气成本，支持企业复工复产、共渡难关，现就阶段性降低非居民用气成本有关事项通知如下。

一、非居民用气门站价格提前执行淡季价格政策。天然气生产经营企业要提前执行淡季价格，自本通知印发之日起，对执行政府指导价的非居民用气，要以基准门站价格为基础适当下浮，尽可能降低价格水平；对价格已放开的非居民用气，鼓励天然气生产经营企业根据市场形势与下游用气企业充分协商沟通，降低价格水平。

二、对化肥等受新冠肺炎疫情影响大的行业给予更大价格优惠。鼓励天然气生产经营企业充分考虑疫情对不同行业的影响，对化肥等涉农生产且受疫情影响大的行业给予更加优惠的供气价格。

三、及时降低天然气终端销售价格。各地价格主管部门要高度重视，抓紧工作，根据上游企业降价情况，及时降低非居民用气终端销售价格，切实将门站环节降价空间全部传导至终端用户。加强跟踪调查，及时发现并解决政策落实中出现的具体问题，确保平稳实施。鼓励各地通过加强省内管道运输和配气价格监管等方式，进一步降低天然气终端销售价格，释放更多降价红利。

四、切实维护天然气市场稳定。有关部门和天然气生产经营企业要加强生产组织和供需衔接，保障下游企业用气需要，保持市场平稳运行。天然气生产经营企业要充分考虑疫情对下游企业生产运营的影响，按照实际供气量进行结算。

五、加强宣传解释。各地要采取多种方式积极宣传，准确解读阶段性降低企业用气成本政策，及时回应社会关切，营造良好舆论氛围，增强企业信心。

六、实施时间。上述措施有效期至2020年6月30日。

国家发展改革委

2020年2月22日

关于阶段性降低企业用电成本支持企业复工复产的通知（发改价格〔2020〕258号）

国家发展改革委

关于阶段性降低企业用电成本支持企业复工复产的通知

发改价格〔2020〕258号

各省、自治区、直辖市及计划单列市、新疆生产建设兵团发展改革委，国家电网有限公司、南方电网有限责任公司、内蒙古电力（集团）有限责任公司：

为贯彻落实党中央、国务院决策部署，统筹疫情防控与经济社会发展，支持企业复工复产、共渡难关，现就阶段性降低企业用电成本有关事项通知如下。

一、降价范围

此次降电价范围为除高耗能行业用户外的，现执行一般工商业及其它电价、大工业电价的电力用户。

二、降价措施

自2020年2月1日起至6月30日止，电网企业在计收上述电力用户（含已参与市场交易用户）电费时，统一按原到户电价水平的95%结算。

三、进一步明确支持性两部制电价政策执行时间

2020年2月7日，我委出台的《关于疫情防控期间采取支持性两部制电价政策 降低企业用电成本的通知》（发改办价格〔2020〕110号），进一步明确执行至2020年6月30日。

四、工作要求

（一）各地价格主管部门要高度重视，结合当地情况，指导电网企业切实抓好政策落实，加强跟踪调度，及时发现解决政策落实中出现的具体问题，确保政策平稳实施。同时，要采取多种形式积极宣传、准确解读阶段性降低企业用电成本政策，增强企业信心。

（二）各地价格主管部门要积极配合当地市场监管部门，切实加强商业综合体、产业园区、写字楼等转供电环节收费行为监管，确保降电价红利及时足额传导到终端用户，增加企业获得感。

（三）电网企业要积极主动向用户做好政策宣传告知，明确降价范围对应的用户，妥善做好政策执行时间追溯，尽快将政策执行到位。

国家发展改革委

2020 年 2 月 22 日

关于延长小规模纳税人减免增值税政策执行期限的公告（财政部　税务总局公告2020年第24号）

财政部　税务总局

关于延长小规模纳税人减免增值税政策执行期限的公告

财政部　税务总局公告2020年第24号

为进一步支持广大个体工商户和小微企业全面复工复业，现将有关税收政策公告如下：

《财政部　税务总局关于支持个体工商户复工复业增值税政策的公告》（财政部　税务总局公告2020年第13号）规定的税收优惠政策实施期限延长到2020年12月31日。

特此公告。

财政部

税务总局

2020年4月30日

关于支持疫情防控保供等税费政策实施期限的公告（财政部　税务总局公告2020年第28号）

财政部　税务总局

关于支持疫情防控保供等税费政策实施期限的公告

财政部　税务总局公告2020年第28号

为支持疫情防控、企业纾困和复工复产，现将有关税费政策实施期限公告如下：

《财政部　税务总局关于支持新型冠状病毒感染的肺炎疫情防控有关税收政策的公告》（财政部　税务总局公告2020年第8号）、《财政部　税务总局关于支持新型冠状病毒感染的肺炎疫情防控有关捐赠税收政策的公告》（财政部　税务总局公告2020年第9号）、《财政部　税务总局关于支持新型冠状病毒感染的肺炎疫情防控有关个人所得税政策的公告》（财政部　税务总局公告2020年第10号）、《财政部　国家发展改革委关于新型冠状病毒感染的肺炎疫情防控期间免征部分行政事业性收费和政府性基金的公告》（财政部　国家发展改革委公告2020年第11号）规定的税费优惠政策，执行至2020年12月31日。

特此公告。

财政部

税务总局

2020年5月15日

后　记

“疫情就是命令，防控就是责任。”对于个人和企业来讲，隔离是防控，居家办公是防控，延迟复工也是防控，一切措施都是为了防控。

面对疫情，各行各业都遭受了不同程度的影响，即使复工，对于很多中小微企业来讲，恢复之路任重而道远。编者正是看到了实化政策扶持力度,助力企业复工复产是抗击疫情的重要环节,也是当前的重要任务,因此，急需在最短时间内编写一本专业性、实用性、可操作性强的指导用书。正是编者的这一想法促成了本书的诞生。

本书选取了与企业复工相关的九大方面政策，通过300个典型问题对政策予以详细解读，以案例的形式，指导企业灵活运用政策，促进企业平稳健康发展，统筹推进新冠肺炎疫情防控和经济社会发展工作。

本书在编写过程中，得到了萧山供电公司相关部门及浙江正瑞税务师事务所的大力支持，特别是浙江正瑞税务师事务所所长徐珺婷女士对本书提出了很多建设性意见。在此，对各位专家的辛勤付出致以最诚挚的感谢！另外，因时间仓促，本书在内容上无法避免一些微小的偏差和遗漏，望各位读者积极给予谅解和指导！

编写组

2020年4月